AF821669

Mairhofer

YOGA QUATSCH KIDS

Dieses Yogabuch gehört

....

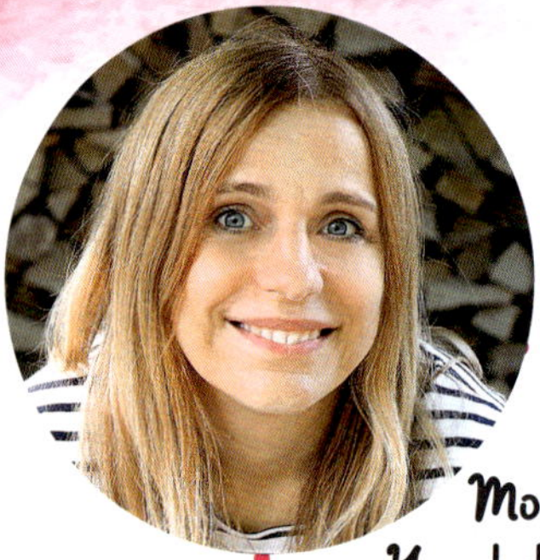

Tanja Mairhofer ist Autorin, Moderatorin, Schauspielerin und Yogalehrerin. Bekannt ist sie vor allem aus der »Sendung mit dem Elefanten«, in der sie den Kindern auch Yogaübungen zeigt. Schon Ende der 1990er-Jahre hat sie begonnen, sich für Yoga zu interessieren. Im Sommer 2008 machte sie ihre Yogalehrerausbildung und ist seitdem international anerkannte Yogalehrerin (Yoga Alliance). In München unterrichtet sie seit Jahren klassisches Hatha Yoga für Erwachsene. Die Arbeit mit den Kindern beim KIKA-Kanal brachte sie auf die Idee, Kinder auf spielerische Art und Weise für Yoga zu begeistern. 2012 schloss sie eine umfassende Weiterbildung im Bereich Kinderyoga ab und ist seitdem zusätzlich registrierte Kinder-yoga-lehrerin. Mehr erfahrt ihr unter: www.tanja-mairhofer.de

Tanja Mairhofer

YOGA QUATSCH KIDS

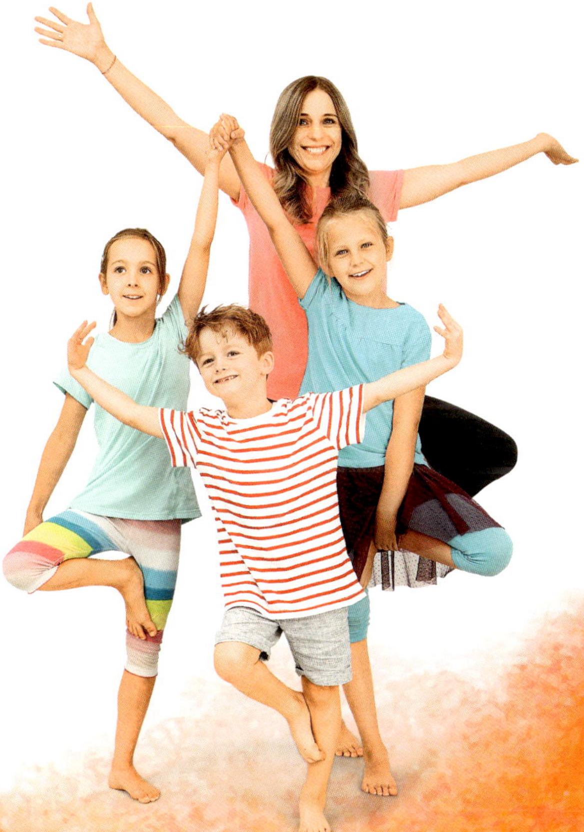

TRIAS

11 Ein bisschen DRUMherum

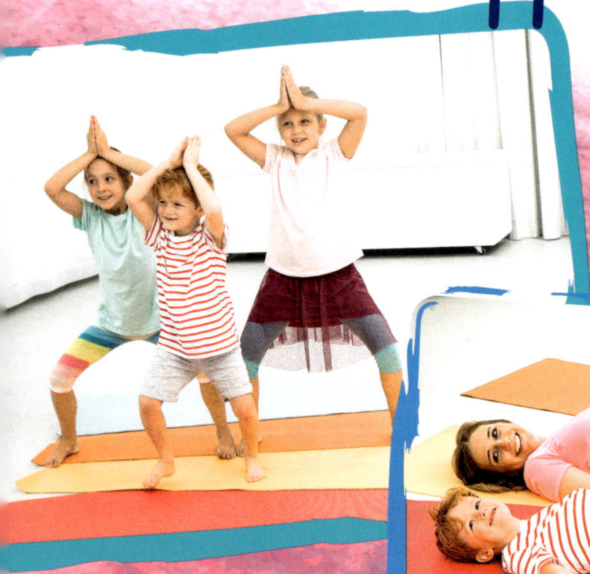

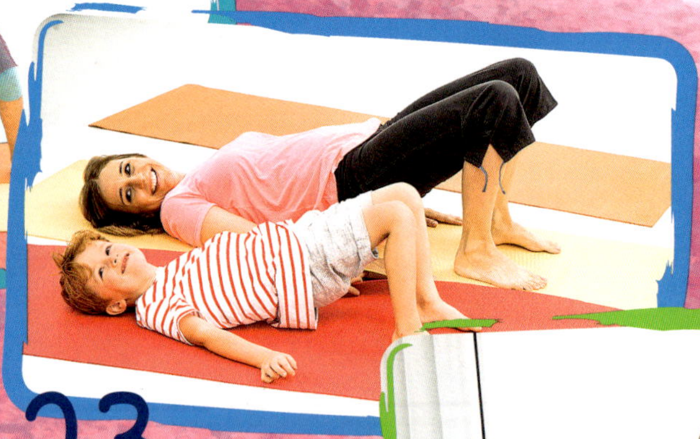

23 Jetzt geht's los!

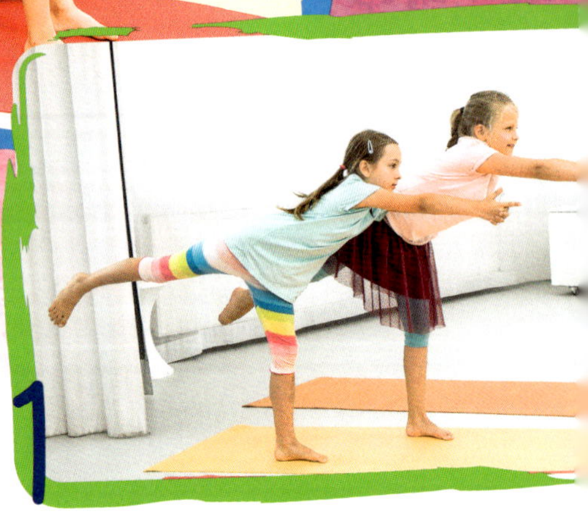

41 Neue Freunde im Elfenland!

Ahoi, 77 Matrosen!

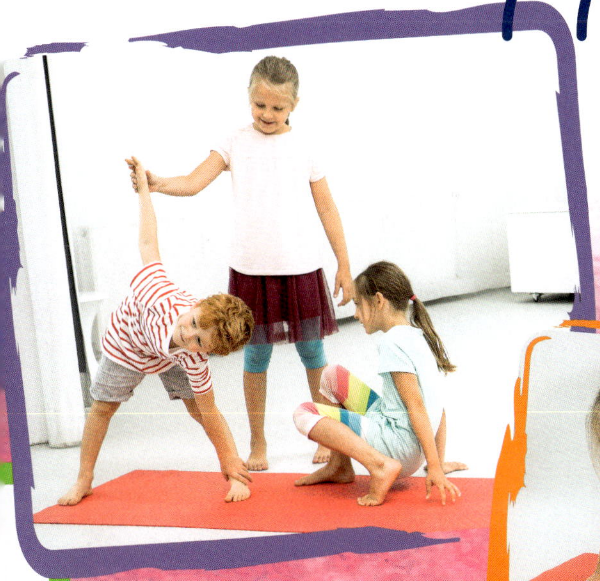

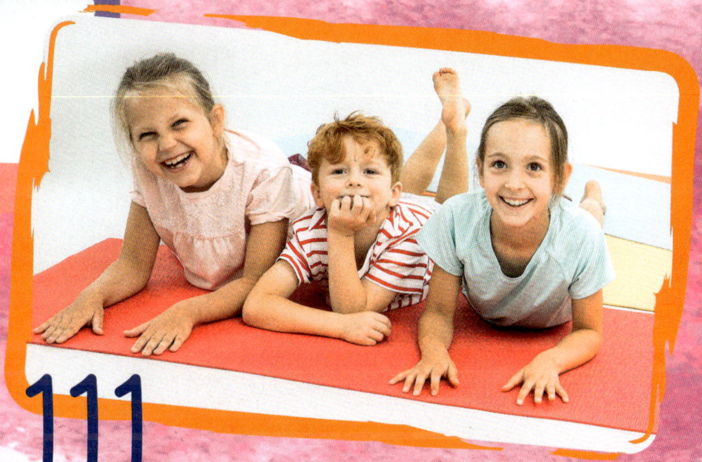

111 Eine Reise um die Welt

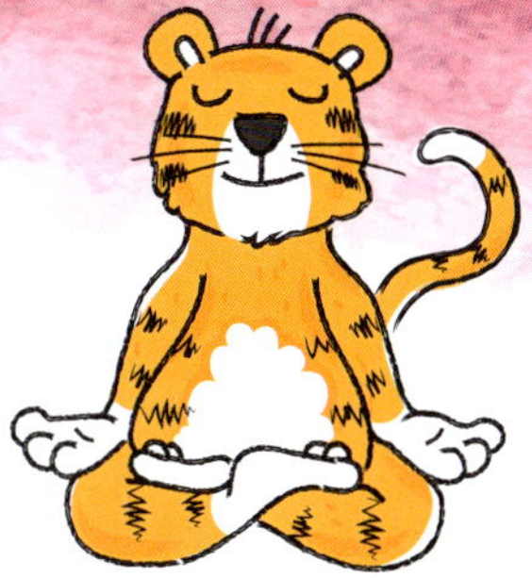

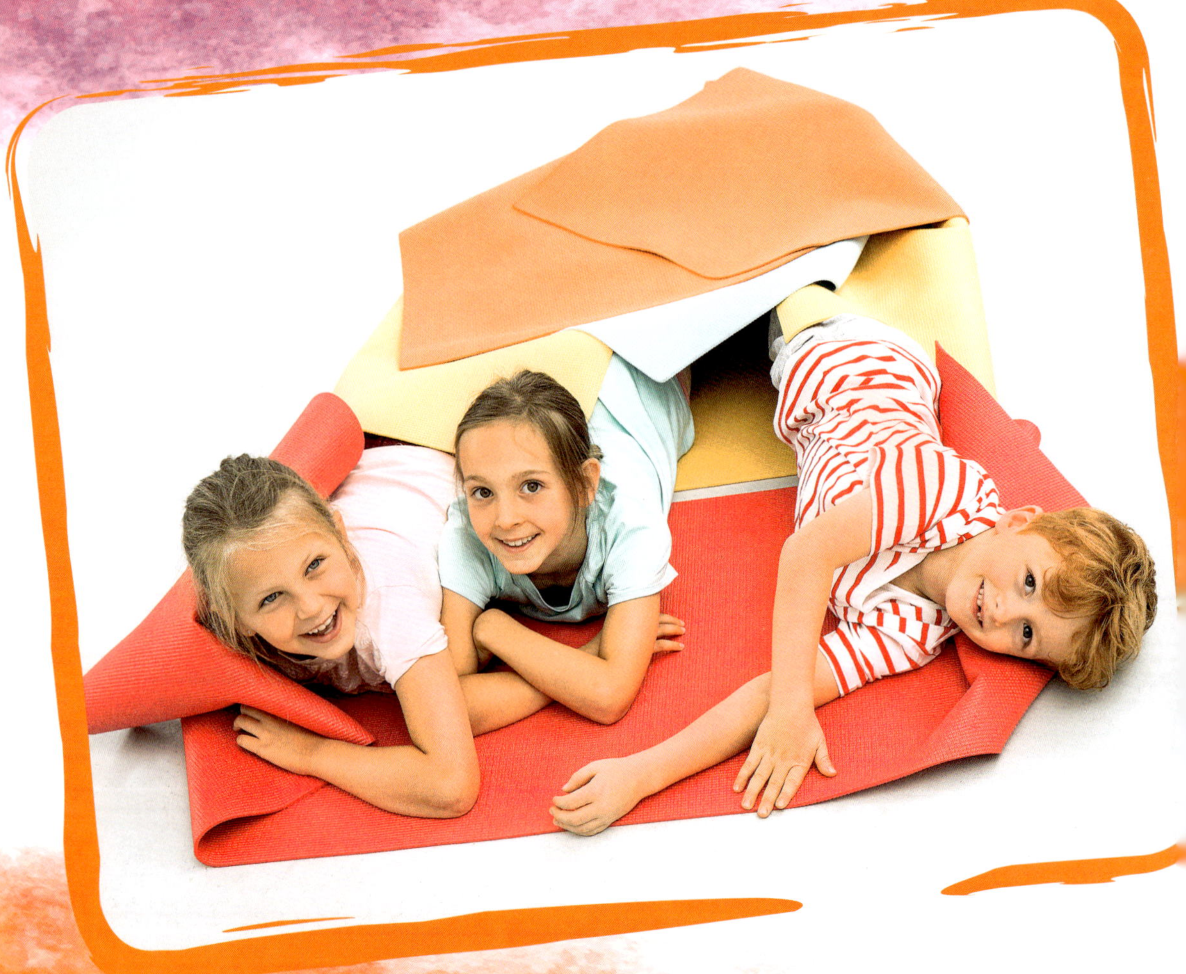

Yoga – voll cool!

Als Kind war ich total unsportlich. Obwohl ich mich in der Schule immer tierisch angestrengt habe, bekam ich kein Lob und keine guten Noten, ich hatte im Zeugnis manchmal sogar eine Drei. Bei der Teamauswahl wurde ich häufig als Letzte aufgerufen und im Hindernislauf ging mir nach der dritten Station meist schon die Puste aus. Bald hatte ich das Gefühl, dass ich das alles nicht gut kann und dass Sport so gar nichts für mich ist. Irgendwann habe ich den Spaß an der Bewegung verloren. Eigentlich schade.

Als Jugendliche habe ich dann Yoga entdeckt. Damals haben noch lange nicht so viele Leute Yoga gemacht wie heute, weil es noch nicht so modern war. In meinem Yogastudio waren viele ältere Menschen. Eure Eltern würden Hippies dazu sagen. Dass die so alt waren, hat mir gut gefallen. Ich hatte dort zum ersten Mal das Gefühl, dass ich mich mit niemandem messen und niemandem etwas beweisen muss. Das war der große Unterschied zum Sport in der Schule. Ich konnte da einfach mitmachen, so gut ich es konnte, und das war auch okay so. Ich habe für Yoga keine schlechte Note bekommen und es gab auch keinen Sieger oder Verlierer.

Das habe ich das eine Zeit lang gemacht und bin immer fitter geworden, und dann habe ich mich auch getraut, andere Sportarten auszuprobieren, wie zum Beispiel Surfen, Inlineskaten oder Skifahren. Ich bin sogar einen Halbmarathon gelaufen, zwar ganz hinten und ganz langsam, aber mit jeder Menge Spaß, und ich hab es geschafft. Bis heute würde ich bei all diesen Sportarten keine gute Note bekommen. Aber dank Yoga ist mir das egal, denn Yoga hat mir gezeigt, dass es viel wichtiger ist, auf sich und seinen Körper zu hören und sich gut zu fühlen bei dem, was man macht.

Dank Yoga wurde ich nicht nur fitter und selbstbewusster, ich habe mir dadurch auch mehr zugetraut. Außerdem habe ich nach den Yogastunden gemerkt, dass ich im Bauch so ein »Jetzt-geht's-mir-gut-Gefühl« hatte. Bevor ich Yoga gemacht habe, war ich ein richtiger Chaot, es konnte mir nie schnell genug gehen. Es gibt in der Welt sehr viel zu tun und zu entdecken. Das kann schön sein, aber manchmal ist das zu viel auf einmal, dann entsteht Stress. Yoga brachte mir bei, damit besser umzugehen. Man wird durch das ruhige und tiefe Atmen und das Halten der Übungen nämlich automatisch ruhiger.

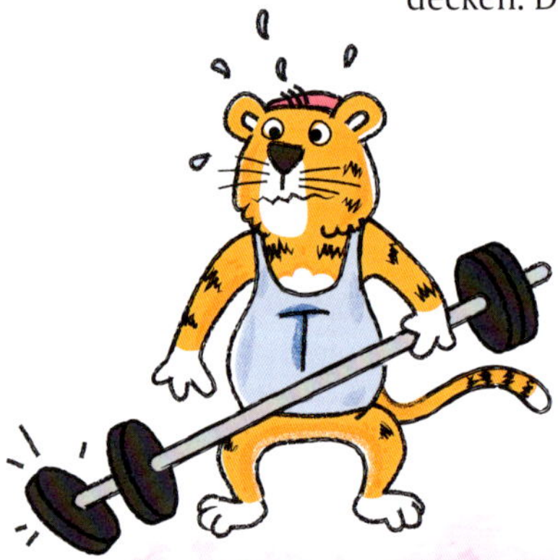

Warum ein Yoga-Quatsch-Buch für Kinder?

Weil ich dir all diese Erfahrungen auch wünsche, habe ich dieses Buch geschrieben. Mit Yoga kannst du biegsamer oder stärker werden, deinen Körper besser kennenlernen oder zur Ruhe kommen. Alle Übungen sind einfach erklärt, du kannst direkt loslegen und Spaß haben. Denn wer sagt, dass Yoga immer so bierernst sein muss und man da nicht lachen darf? Bei den Erwachsenen kommt einem eine Yogastunde manchmal so vor, als dürfe man da keinen Mucks machen. Wir machen es hier anders – hier darf gelacht werden. Die Übungen werden übrigens nicht immer perfekt dargestellt, weil perfekt voll langweilig ist. Die alten indischen Meister waren übrigens oft die größten Scherzkekse, die ihre Schüler immer wieder zum Lachen gebracht haben. Daher machen wir das jetzt genauso. Abgemacht?!

Deine Tanja

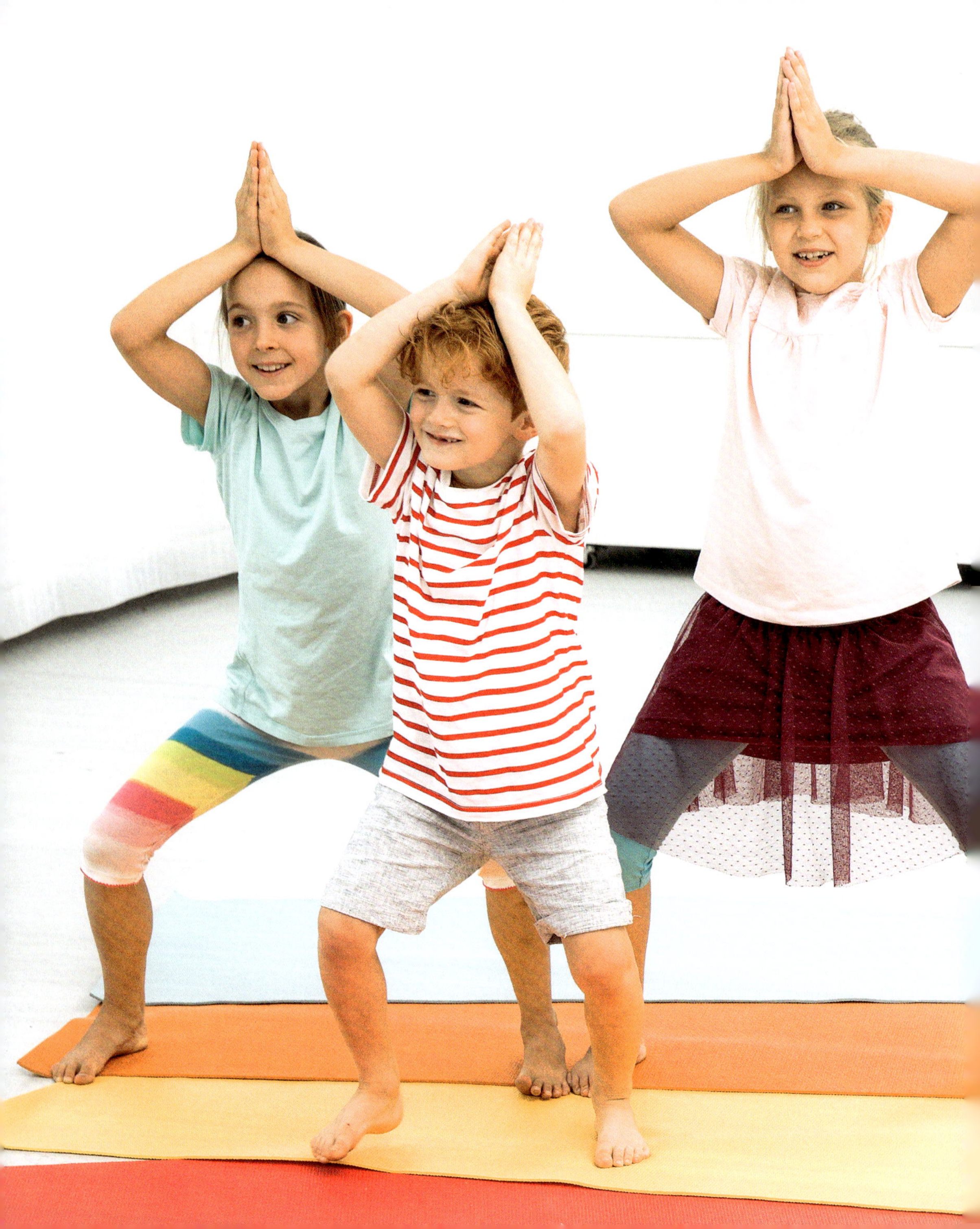

Ein bisschen Drum-herum

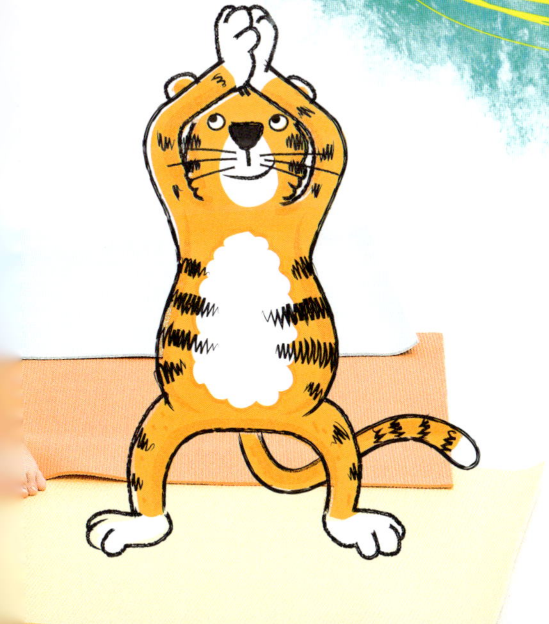

Was ist Yoga und warum ist es so gut für dich?

Yoga ist saualt, bestimmt schon einige Tausend Jahre. Wie lange es Yoga gibt, kann keiner so genau sagen, da kaum etwas darüber geschrieben worden ist. Ganz früher wurde nämlich das Wissen einfach weitererzählt – schreiben konnten damals auch gar nicht alle Leute. Die ältesten Schriften über Yoga sind aber immerhin schon ca. 4500 Jahre alt. So richtig viel Mühe hat sich vor ca. 2000 Jahren in Indien ein Mann namens Patañjali gemacht. Der hat alles, was er über Yoga wusste, aufgeschrieben. Das Schriftstück heißt Yoga-Sutra. Patañjali gilt als Papa-Schlumpf des Yogas. Er hat auch versucht, Yoga in einem Satz zu erklären. Dieser Satz geht so: »Yoga ist das Zur-Ruhe-Bringen der Gedanken im Geist.« Uff – was soll das jetzt heißen?

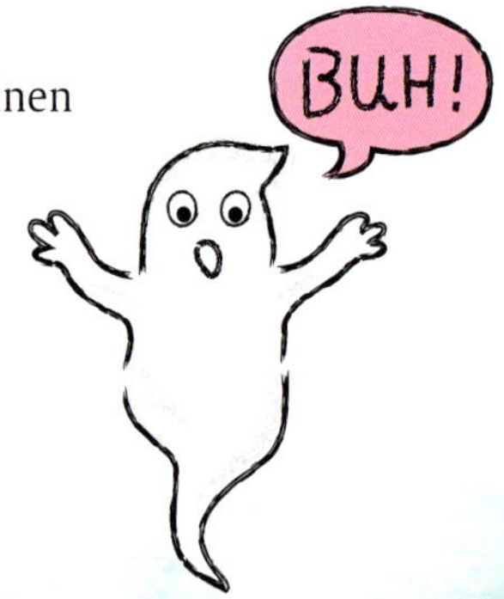

Yoga ist nicht nur gut für deinen Körper, sondern es beruhigt auch deinen Geist. Bei diesem Geist handelt es sich nicht um ein Gespenst, das nachts Leute erschreckt, sondern unter Geist versteht man alles, was sich in deinem Kopf so abspielt. Dazu gehören Gedanken, Sorgen, Freude und Stimmungen. Dieser Geist kann durch Yoga ruhiger werden. Manchmal hüpfen einem die Gedanken durch den

Kopf wie eine Horde kleiner, wilder Affenbabys. Das merkt man dann, wenn man sich aufregt und es gar nicht schafft, sich zu beruhigen. Um diese kleinen Affenbabys ruhig zu kriegen, kann es helfen, wenn du auf deinen Atem und deinen Körper achtest. Dadurch sind die Affenbabys abgelenkt und haben dann die Möglichkeit, sich zu beruhigen.

Gefühle und so Zeugs

Zum Leben gehört es dazu, dass man manchmal nicht so schöne Gedanken und Gefühle hat. Auch wenn man lieber immer fröhlich wäre, die nicht so schönen Gefühle und Gedanken kommen immer mal wieder und dürfen auch da sein. Es ist sogar ganz wichtig, dass man die hat und spürt. Bei mir sitzen die oft im Bauch – so als hätte ich da einen festen Knoten. Manchmal ist es schwierig, so einen Gedanken oder ein Gefühl wieder aus dem Bauch rauszulassen. Durch Yoga habe ich gelernt, wie ich meine Gefühle und Gedanken beobachten kann und sie dadurch auch wieder loslassen kann, damit sie dann auch verschwinden. Gut, nicht wahr?!

Nur wie soll das jetzt gehen, die Gedanken und Gefühle loslassen? Bei den Yogaübungen soll man sich immer wieder Zeit lassen und auf seinen Atem und Körper lauschen. Wird mein Bauch eine runde Kugel, wenn ich einatme? Spannt es im Oberschenkel, wenn ich diese oder jene Übung mache? Indem du auf deinen Körper achtest, lernst du auch, auf deine Gedanken und Gefühle zu achten, und das ist richtig super. Das nennt man übrigens Achtsamkeit.

Wenn man zum Beispiel wütend ist und die Augen schließt, kann man im Körper spüren, wo die Wut sitzt, das ist bei jedem immer ein bisschen anders. Bei mir fühlt sich die Wut so an, als hätte ich einen Kloß im Hals. Manche merken, dass das Herz schneller schlägt, andere spüren sie im Bauch. Wo steckt denn bei dir die Wut? Oder Freude?

In dem Moment, in dem ich mir Zeit lasse und darauf achte, wie sich das Gefühl in meinem Körper anfühlt, ist das Ganze dann auch gar nicht mehr so schlimm. Den Trick geht übrigens bei allen Gedanken und Gefühlen. Probiere es einfach mal aus. Einfach Augen zu, dir Zeit lassen und nach innen gucken.

Was Yoga so mit uns machen kann

Wenn du mit Yoga anfängst, wirst du vielleicht die ersten paar Male noch keine Veränderung merken. Manchmal dauert das, aber irgendwann tut sich etwas. Bewegung und Sport sind sowieso gut für uns und jede Sportart hat ihre Vorteile. Wenn du dich aber für Yoga entschieden hast, dann wartet eine große Kiste voller schöner Überraschungen auf dich.

Die ersten Veränderungen wirst du an deinem Körper spüren. Du wirst mit der Zeit gelenkiger, stärker und lernst deinen Körper besser kennen. Außerdem weiß man heute, dass Yogis, so nennt man Leute, die Yoga machen, weniger Schmerzen haben und besser schlafen können. Viele Übungen verbessern auch dein Gleichgewicht, und da sie immer ein bisschen gehalten werden, wirst du ganz von selber ausdauernder und deine Muskeln werden stärker. Durch das Anspannen und Entspannen bekommst du zusätzlich eine bessere Durchblutung. Das ist wiederum prima für dein Immunsystem: Das heißt, dass du dich zum Beispiel nicht so oft erkältest, weil dein Körper Abwehrkräfte hat, die Krankheiten plattmachen können. Außerdem verbessert sich durch Yoga deine Haltung.

Ganz schön viel, was Yoga so mit einem anstellen kann, nicht wahr?! Und das sind nur die körperlichen Vorteile. Hier noch einige geistige Veränderungen, die wir erleben können, wenn wir immer wieder auf die Matte gehen:

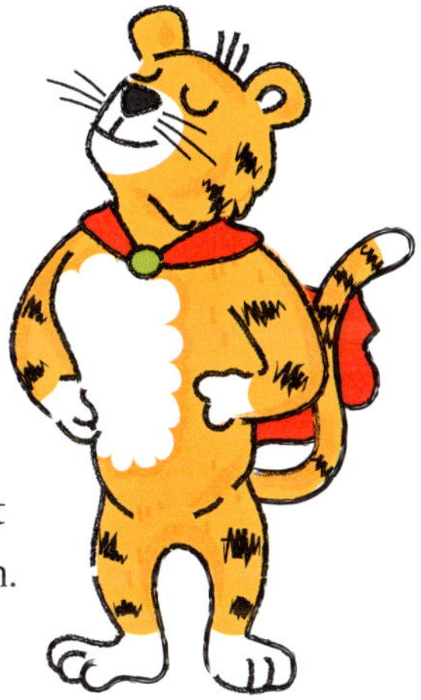

Weil du beim Yoga lernst, voll und ganz auf deinen Atem und deine Haltung zu achten, kannst du mit der Zeit insgesamt besser bei der Sache bleiben, ohne dich ablenken zu lassen. Das ist gerade in der Schule richtig klasse. Außerdem ist erwiesen, dass Yogis weniger Stress und schlechte Laune haben. Yoga kann auch dafür sorgen, dass man weniger Angst hat. Da der Kindergarten- oder Schulalltag manchmal ganz schön vollgepackt sein kann, ist es ganz gut, wenn du zwischendurch immer mal wieder zur Ruhe kommen kannst. Du kannst dann alles, was du erlebt hast, und deine Gefühle in Ruhe sortieren. Das Schöne daran: All das passiert ohne Wettbewerb. Keiner von uns muss beim Yoga höher, schneller, weiter kommen. Jeder macht, wie er oder sie kann, und alles ist gut, so wie es ist.

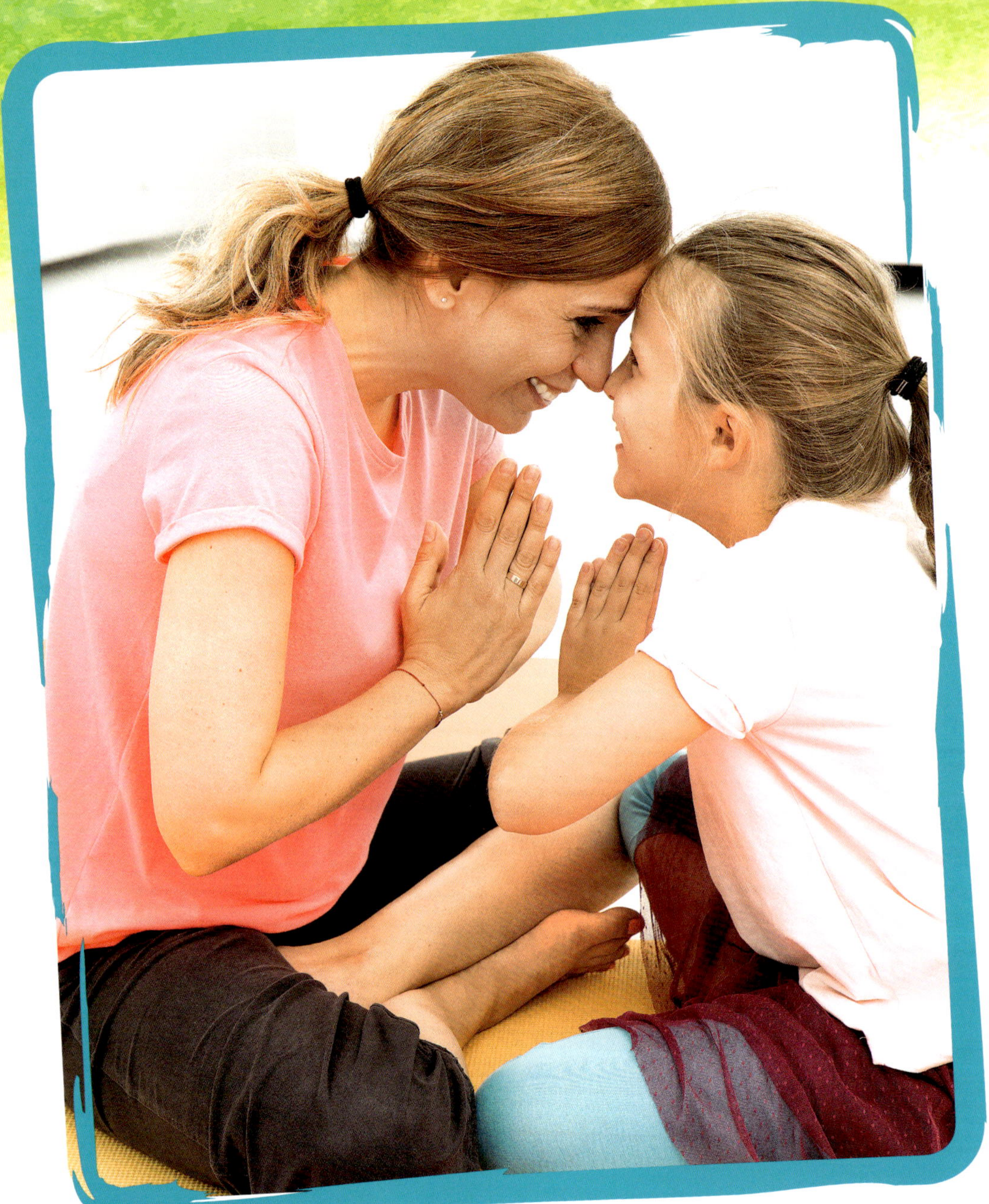

Wie funktioniert dieses Buch?

Dieses Buch ist genau das richtige für Yoga-Anfänger und auch für erfahrene Mini-Yogis. Eigentlich für alle, die Lust auf Yoga haben. Du kannst die Yogaübungen allein machen oder auch mit deinen Eltern oder Freunden. Unsere Yoga-Quatsch-Kids machen dir alle Übungen vor. Sie sind keine erfahrenen Yogis, aber sie haben alle total viel Spaß dabei. Sie zeigen dir, wie einfach Yoga sein kann. Mit dabei bin ich, die Yoga-Fee Tanja, und Tieschy, der Tiger, der ist zuständig für die lustigen Infos in diesem Buch.

Die komplizierten Yoganamen für die Übungen werden ersetzt durch Quatschnamen, die komplizierten Namen kann sich sowieso keiner merken, nicht einmal der Yogalehrer selbst. Ich spreche hier aus Erfahrung, da ich auch in meinen Stunden manchmal durcheinanderkomme. Adho Mukha Svanasana klingt doch eher wie ein Medikament gegen Reizhusten und nicht wie ein »pieselndes Einhorn«, oder? Und da wären wir auch schon beim nächsten Punkt: Damit man sich die Yogaübungen besser merken kann, habe ich für die die Übungen lustige Bilder erfunden, zum Beispiel »glitzernder Regenbogen« oder »gackernde Delfine«.

Wir zeigen dir drei Einheiten mit jeweils 12 Asanas, so nennt man die Yogaübungen. Du kannst dir je nach Lust und Laune eine Einheit aussuchen. Es geht immer los mit einer Atemübung und einem Sonnengruß (den zeige ich dir gleich), dann kommen die 12 Übungen. Damit du sie dir besser vorstellen kannst, hab ich zu jeder Reihe eine Geschichte geschrieben. Das Ganze endet dann mit einer Fantasiereise. Diese Fantasiereise ist deine Belohnung für die Übungen, die solltest du dir auf keinen jeden Fall entgehen lassen. Lass dir die Reise am besten von einer vertrauten Person vorlesen, damit du ganz ins Fantasiereich eintauchen kannst.

Was brauchst du dazu?

Neugierde ist schon mal prima. Vorher aufs Klo gehen ist eigentlich immer super, egal was du so vorhast. Wenn wir das schon mal erledigt haben, dann brauchen wir nur noch eine rutschfeste Unterlage. Eine Matte wäre klasse, aber ein rutschfester Teppich mit einem Handtuch drauf reicht auch aus. Am besten macht man Yoga in bequemen Klamotten, zum Beispiel im Pyjama oder in T-Shirt und Jogginghose. Außerdem ist es gut, wenn du nicht gerade erst gegessen hast, denn wir wollen ja nicht, dass das Essen bei den Übungen im Bauch rumdrückt.

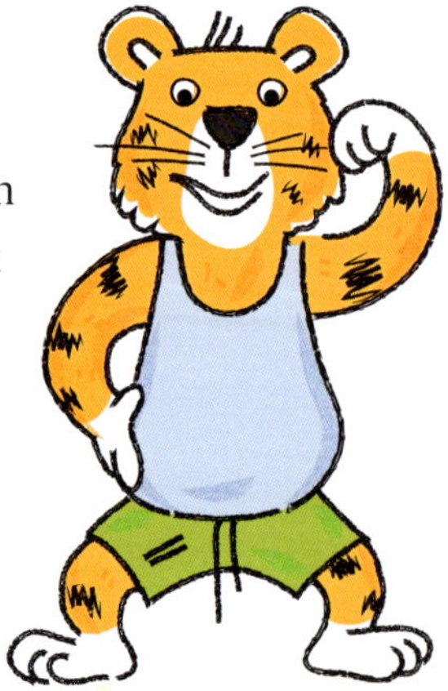

In diesem Buch gibt es nicht sehr viele Erklärungen, weil zu viele davon mich immer verwirrt haben. Wenn mir in einer Stunde die Übungen zu lange erklärt wurden, wusste ich oft gar nicht mehr, auf was ich alles gucken soll. Wenn du nach dem Lesen dieses Buches noch mehr wissen möchtest, kannst du einen Yoga-Kurs für Kinder besuchen.

Übrigens: Vielleicht klappt eine Übung nicht beim ersten Mal oder sie sieht bei dir anders aus als im Buch abgebildet, das ist nicht schlimm. Mache die Übung so, wie es angenehm für dich ist. Schmerzen sollst du nie haben und Langeweile auch nicht. Du kannst dir für jede Übung Abwandlungen ausdenken, musst nicht alles so machen, wie's hier abgebildet ist, und wenn du mal aus einer Übung rausstolperst: lachen und weiter geht's. Du musst die Übungseinheiten auch nicht unbedingt bis zum Schluss machen, Abkürzungen sind erwünscht und erlaubt. Am Anfang reichen fünf bis zehn Minuten Yoga auf einmal völlig aus.

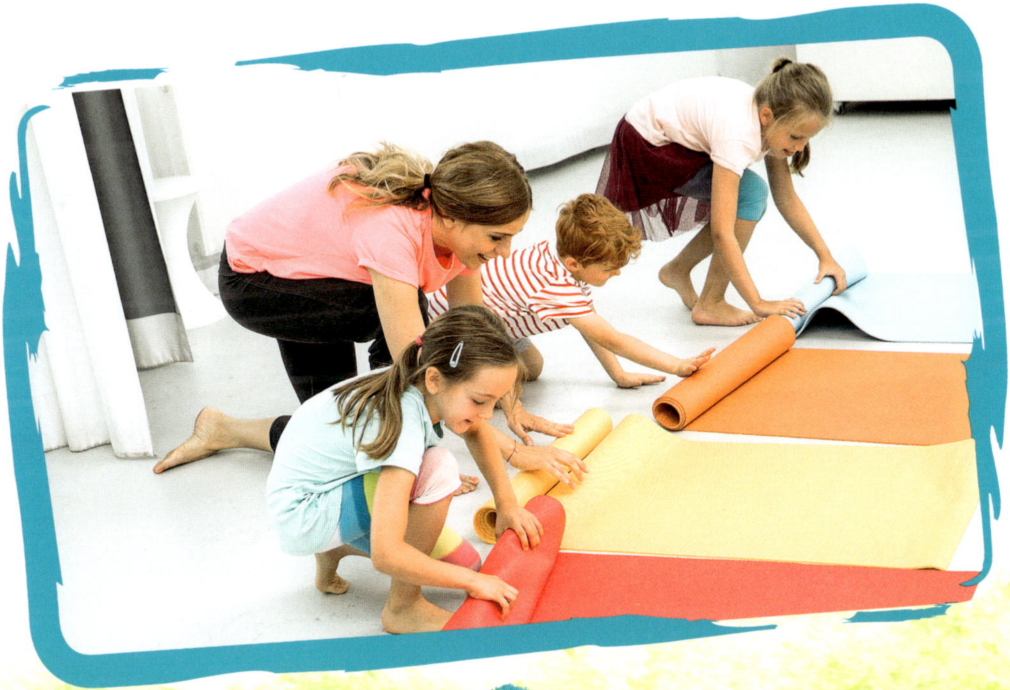

Die 5 Yoga-Freunde

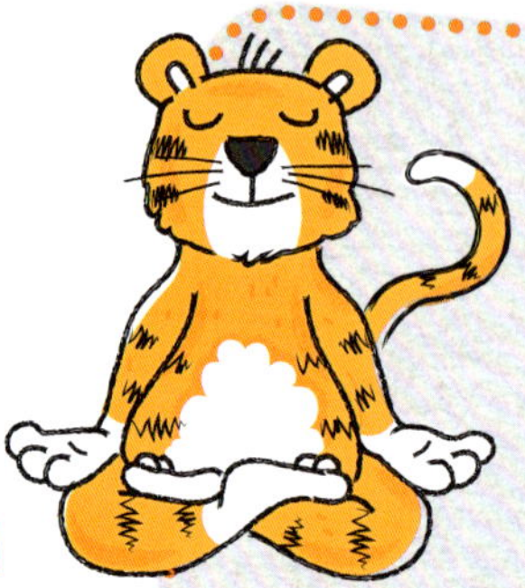

Tieschy, der Tiger

Mit dabei ist Tieschy, der Tiger. Er kommt aus Indien. Manchmal macht er beim Yoga mit, oder er erzählt uns etwas Interessantes, denn zu jeder Übung gibt es lustige Informationen, die in Verbindung mit der Übung voll gut hängen bleiben.

Wie heißt du?

Tanja

Wie alt bist du?

43

Was magst du an Yoga?

So schön beruhigend

Wie heißt deine Lieblingsübung?

Katze

Wie heißt dein Lieblingskuscheltier?

Pia Piggy

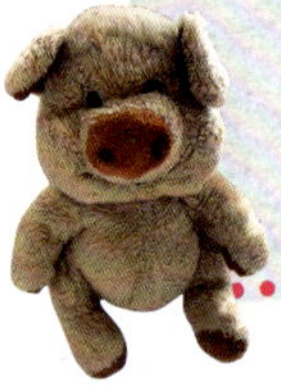

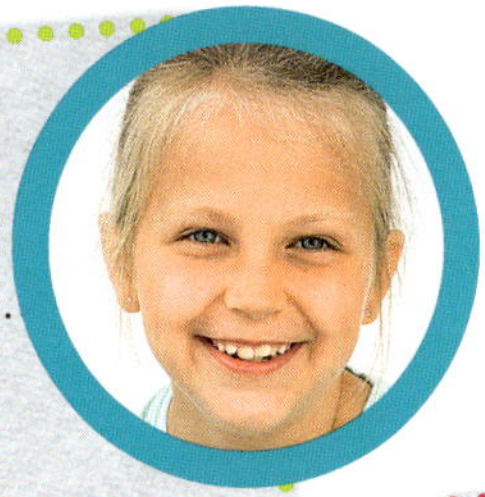

Wie heißt du?

Romy

Wie alt bist du?

8

Was magst du an Yoga?

Die lustigen Bewegungen

Wie heißt deine Lieblingsübung?

Die Blume

Wie heißt dein Lieblingskuscheltier?

Otto

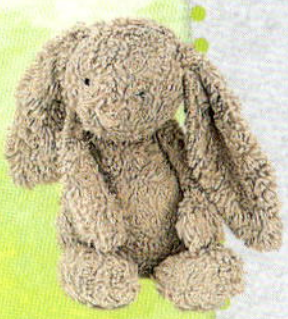

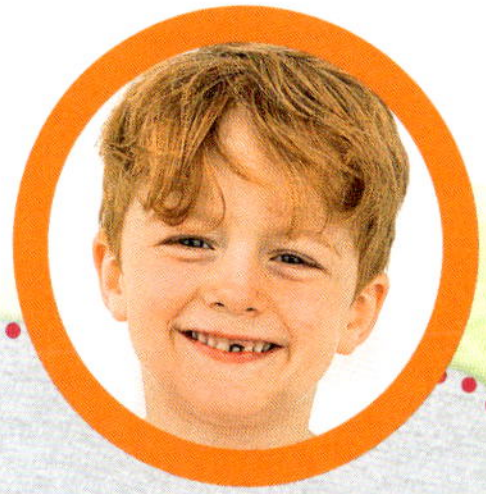

Wie heißt du?

TIM

Wie alt bist du?

5

Was magst du an Yoga?

SPASS

Wie heißt deine Lieblingsübung?

KRIEGER

Wie heißt dein Lieblingskuscheltier?

PETER

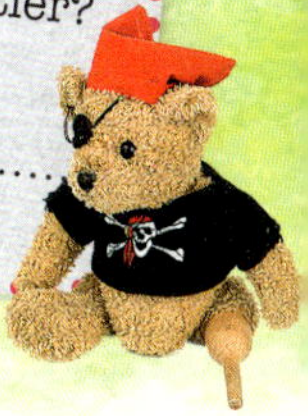

Wie heißt du?

Sofie

Wie alt bist du?

9

Was magst du an Yoga?

Die Asanas und den Spaß

Wie heißt deine Lieblingsübung?

Sonnengruß

Wie heißt dein Lieblingskuscheltier?

Tommy

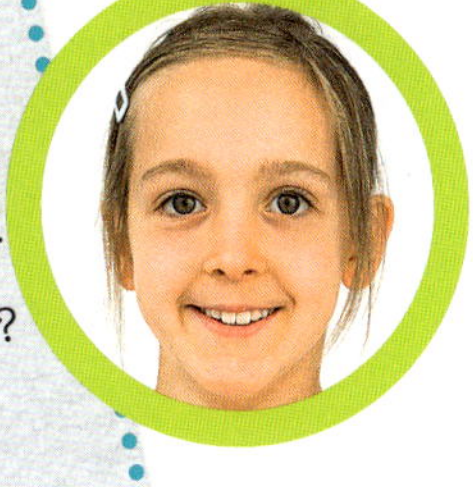

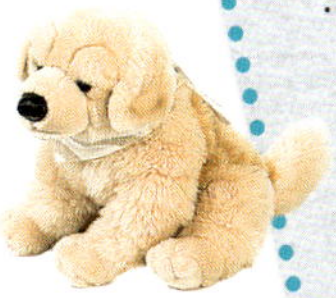

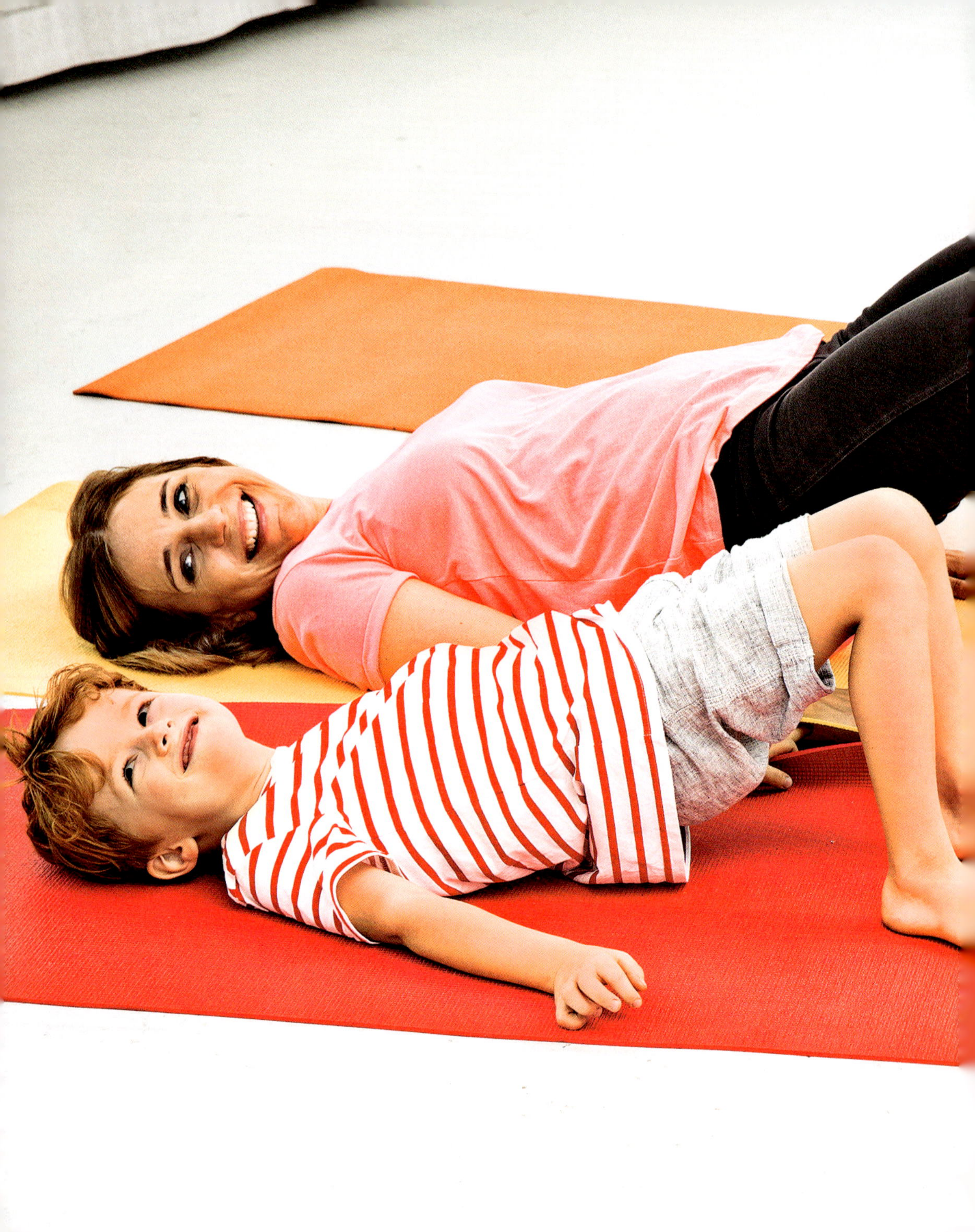

Jetzt geht's los!

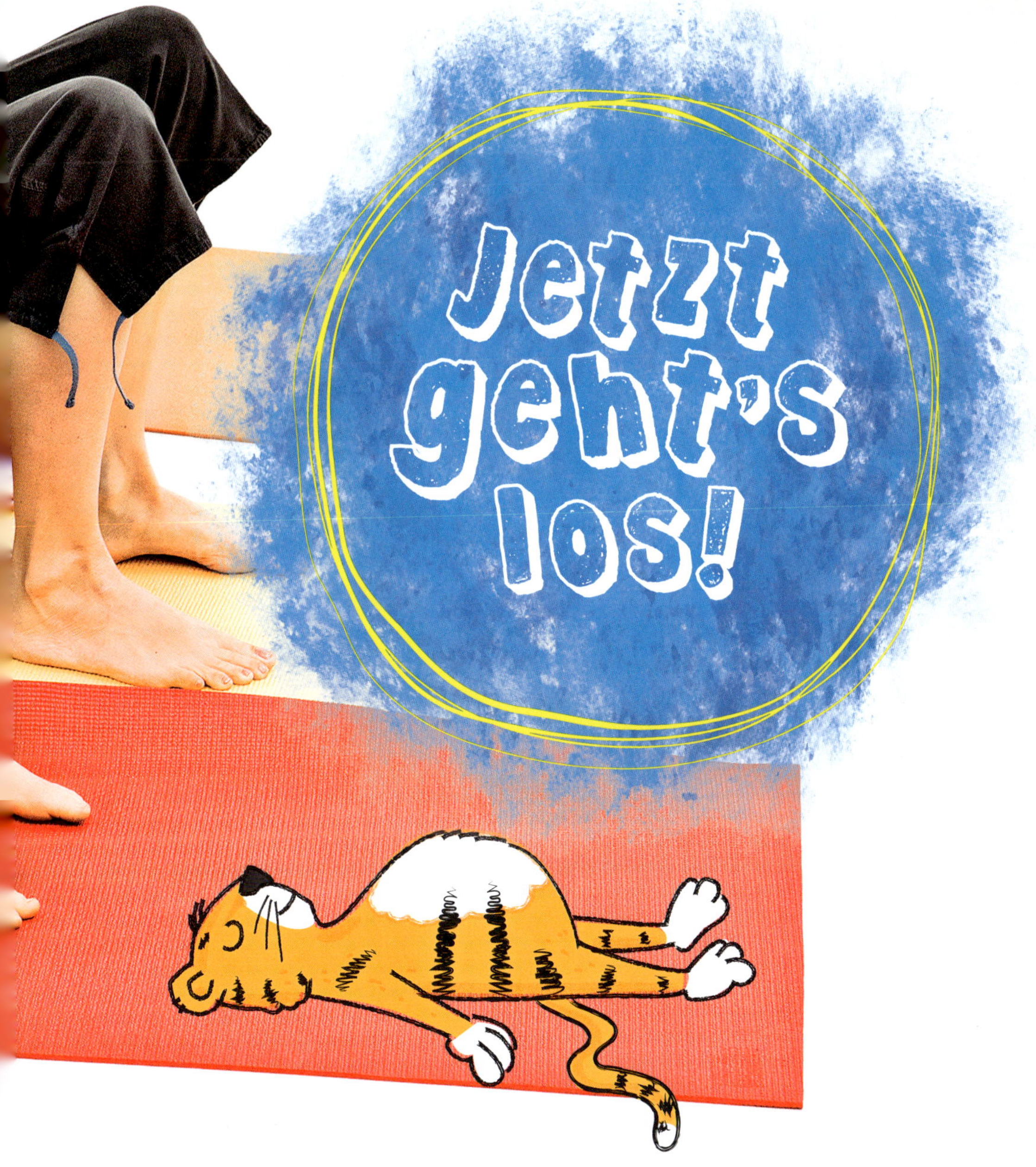

So fangen wir an

Eine Yogastunde besteht aus mehreren Teilen. Am Anfang ruht man sich kurz auf der Matte aus und macht erst mal gar nichts. An meinen Faultiertagen ist das meine Lieblingsübung. Du legst dich dazu einfach flach auf den Rücken, spreizt die Beine ein bisschen und legst die Arme neben deinem Körper ab. Augen zu. Pause. Nachdem du ein paar Atemzüge so dagelegen hast, kann es auch schon losgehen mit dem ersten Teil, den Atemübungen. Danach kommt der Sonnengruß, gefolgt von der Übungsreihe, und am Ende darfst du dich wieder hinlegen und eine Fantasiereise machen.

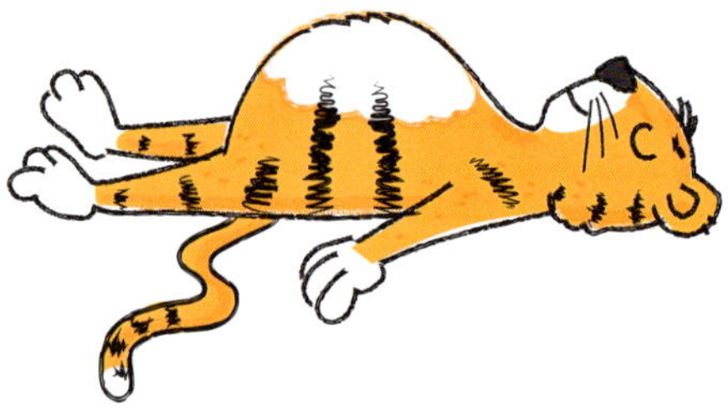

Atemübungen

Du hast schon ein Weilchen auf dem Rücken gelegen und bist startklar für die Atemübungen? Prima! Warum ist beim Yoga die Atmung so wichtig? Sie kann uns am schnellsten zur Ruhe bringen. Wenn man gestresst ist, atmet man flach und schnell. Bei so einer Atmung kommt weniger Sauerstoff in dein Gehirn gelangt, und du fühlst dich gehetzt.

Wenn du aber langsam und tief in den Bauch atmest, trickst du deinen Körper aus und sagst ihm: »Alles paletti hier, ich bin entspannt!« Dein

Körper wird das irgendwann auch glauben, dadurch wirst du ruhiger. Mit einer tiefen Atmung kann man daher das Stressmonster vertreiben. Das kommt immer dann, wenn man zu viel auf einmal machen will und einem die Zeit dafür zu knapp ist. Dann ist man durcheinander und hüpft hektisch wie ein Flummi in der Gegend rum. Wenn das bei dir so ist, dann einfach mal langsam und tief einatmen und ausatmen und spüren, wie sich dein Atmen anfühlt. Wenn du das fünf Mal gemacht hast, wirst du merken, dass das Stressmonster keine Chance gegen dich hat, und wenn du das noch länger machst, ergreift es die Flucht. Am besten setzt du dich aufrecht in den Schneidersitz, machst die Augen zu und atmest ruhig und tief durch die Nase ein und aus. Das, was du da gemacht hast, nennt man übrigens Meditieren. Ist kinderleicht.

Nicht nur bei den Atemübungen am Anfang, sondern auch bei allen Übungen im Yoga ist es wichtig, dass du immer wieder auf deinen Atem achtest. Dabei atmen wir meist durch die Nase ein und aus. Durch die Nase wird die Luft gefiltert und der Atemzug verlängert sich. Außerdem atmen wir tief in den Bauch hinein und aus. Ob du das auch so machst, spürst du, wenn du die Hände auf deinen Bauch legst. Beim Einatmen hebt sich der Bauch und beim Ausatmen senkt er sich. Kinder können das übrigens viel besser als Erwachsene. Daher brauchen die Großen diese Atemübungen ganz besonders. Aber auch Kindern tut es ganz gut, wenn sie hin und wieder auf ihren Atem lauschen. Mit ein bisschen Übung kannst du den Erwachsenen dann zeigen, wie das geht, damit die sich über das Stressmonster nicht immer so ärgern. Hier habe ich jetzt gleich mal drei Atemübungen für dich zur Auswahl.

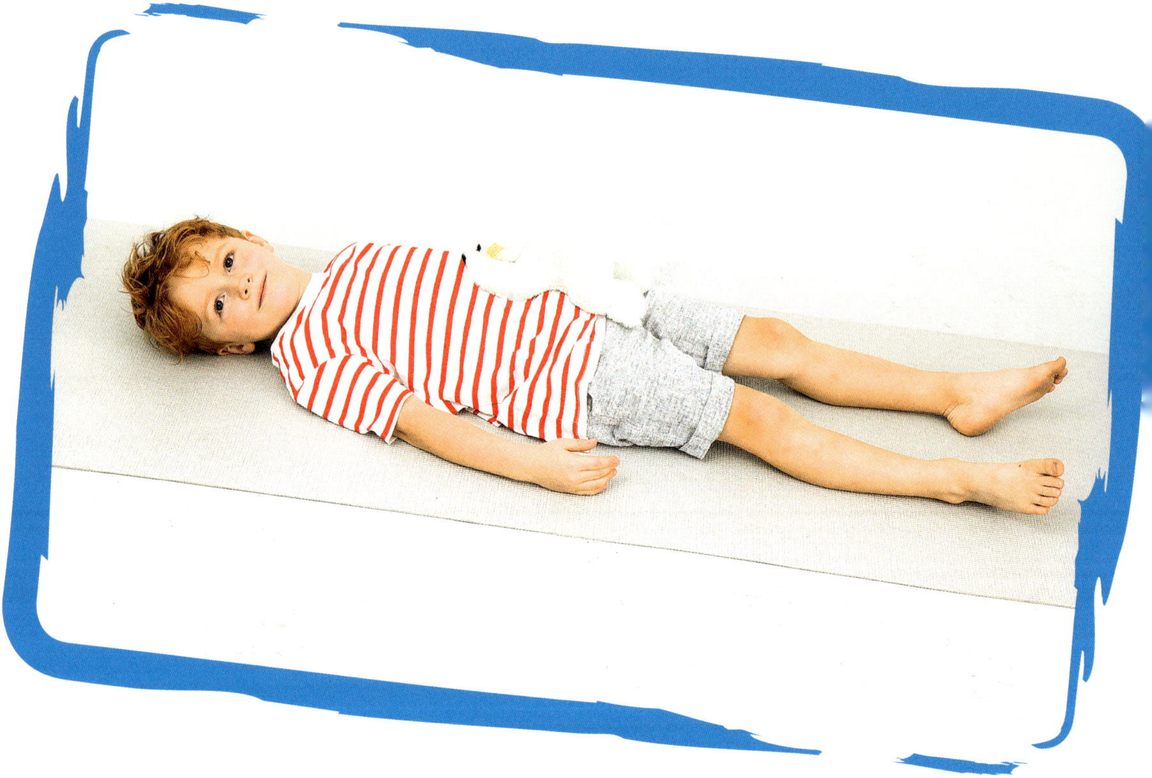

Plüschtier auf hoher See

Bei der ersten Atemübung kannst du sehr gut sehen, wie sich dein Körper beim Atmen verändert. Du legst dich bequem auf den Rücken, dein Lieblingskuscheltier legst du auf deinen Bauch. Dann atmest du durch die Nase tief ein. Dabei weitet sich dein Brustkorb und dein Bauch hebt sich ein bisschen, also auch dein Kuscheltier. Beim Ausatmen durch die Nase senkt sich dein Bauch automatisch und dein Kuscheltier auch. Es bewegt sich so, als würde es bei sachtem Wellengang durchs Meer schippern. Beim Einatmen kommt es hoch und beim Ausatmen senkt es sich. Mit der Kuscheltieratmung kommt man superschnell zur Ruhe. Wenn du gerade kein Kuscheltier bei dir hast, kannst du auch deine Hand auf deinen Bauch legen und der Bewegung nachspüren. Ganz schön chillig.

Cooler Typ

Bist du ein Zungenroller oder bist du keiner? Es gibt nämlich Menschen, die können ihre Zunge einrollen, andere können das nicht. Zungenrollen kann man übrigens nicht lernen, das ist angeboren oder eben nicht.

Für die Zungenroller: Rolle deine Zunge ein und atme durch den Mund ein und durch die Nase aus. Na, hast du die kühlende Wirkung deines Atems auf deiner Zunge gespürt?

Die Nicht-Zungenroller: Zeig mal deine Zähne! Lächle so, dass man deine Zähne sieht. Die vorderen Zähne sollten sich dabei leicht berühren, dann atme durch den Mund ein und durch die Nase aus. Auch hier spürst du die kühlende Wirkung deines Atems. Die Übung ist an heißen Tagen prima und wenn man sich über irgendwas ärgert. Sie lässt uns cool bleiben.

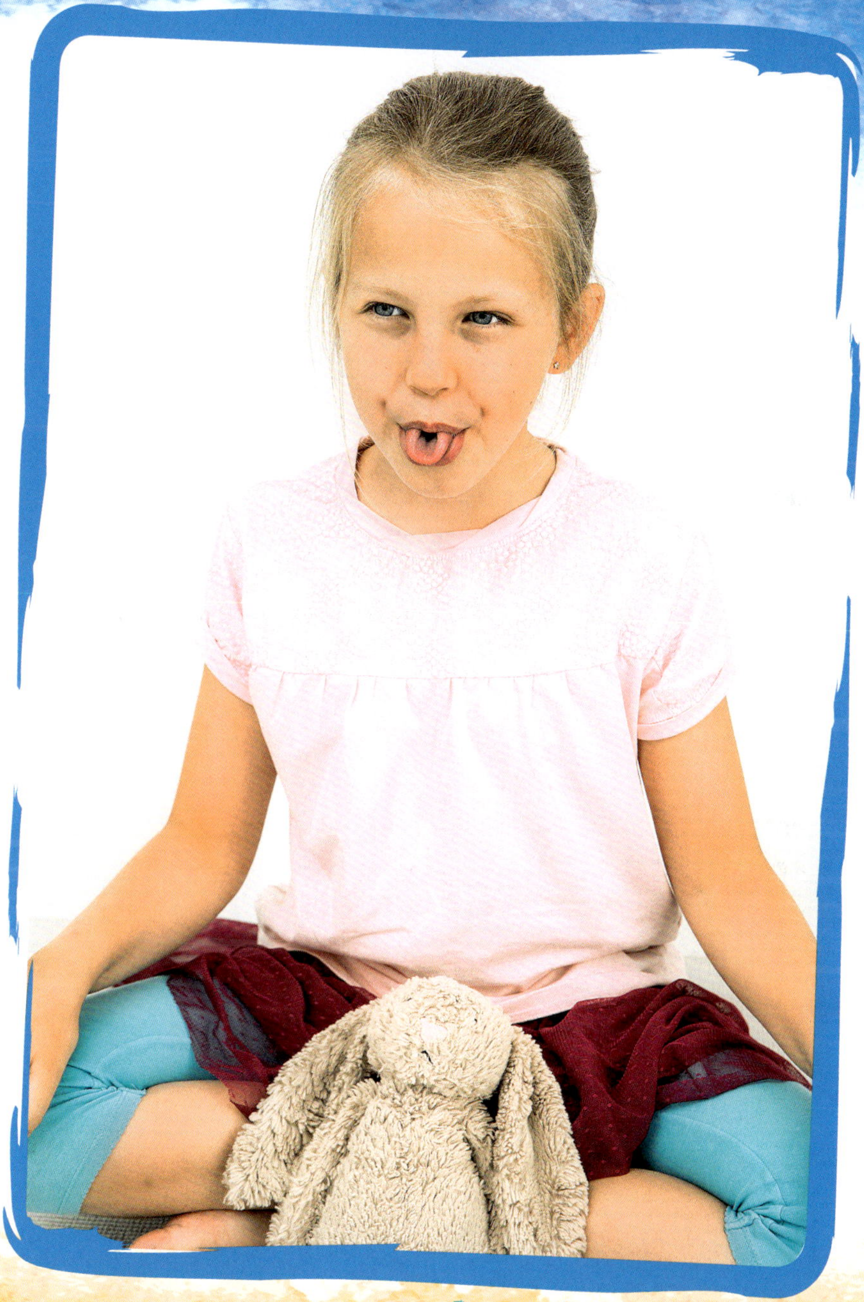

Schnarchende Biene

Hast du schon mal eine Biene schnarchen gehört? Ich auch noch nicht, dann wird's Zeit, dass wir das machen. Versuche, beim Einatmen durch die Nase ein schnarchendes Geräusch zu machen, wie Oma, wenn sie auf der Couch einschläft. Beim Ausatmen durch den Mund machst du dann ein summendes Geräusch. Diese Übung ist nicht nur sauwitzig, sie macht uns, wie die anderen davor, auch noch ruhiger. Außerdem kann man beim Summen eine angenehme Schwingung spüren, die sich im Körper breitmacht. Fühl mal rein in deinen Körper beim Summen. Bzzzzz…!

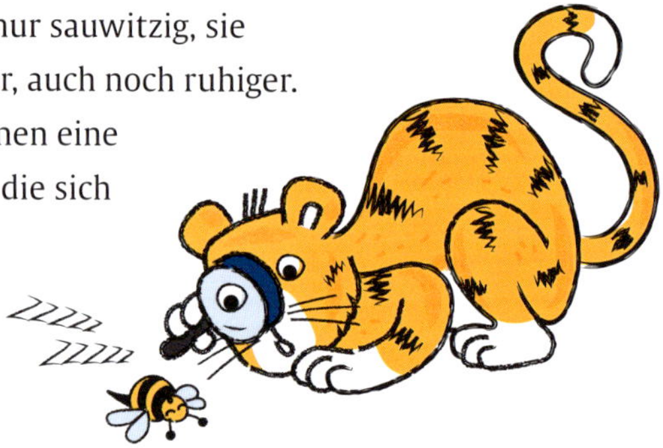

Ruckizucki-Sonnengruß

Surya Namaskar

Weil wir freundliche Yogis sind, wird nach den Atemübungen erst mal die Sonne begrüßt. Das Ganze nennt sich Sonnengruß und ist ganz wichtig beim Yoga. Denn um die Hauptübungen gut machen zu können, muss man sich wie in anderen Sportarten auch erst einmal aufwärmen. Der Sonnengruß besteht aus zwölf Schritten, die man im Gegensatz zu den eigentlichen Yogaübungen ruckizucki nacheinander macht. Dabei brauchst du nicht viel Platz, die Yogamatte reicht. Bei jedem Ein- und Ausatmen änderst du die Haltung; wie das genau geht, siehst du auf den folgenden Seiten. Mach dich am Anfang bloß nicht verrückt, wenn das mit dem Ein- und Ausatmen zu den Übungen noch nicht so gut klappt. Das hat bei mir auch ewig gedauert, bis ich das konnte. Versuche erst einmal, die 12 Positionen nacheinander zu machen. Wenn das gut klappt, kannst du versuchen, das mit dem Ein- und Ausatmen hinzukriegen.

Los geht's:

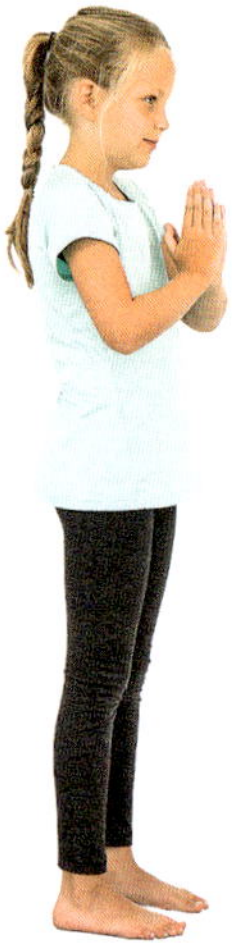

1. Du stehst mit geschlossenen Füßen am Ende deiner Matte. Atme aus und bringe die Hände vor der Brust zusammen.

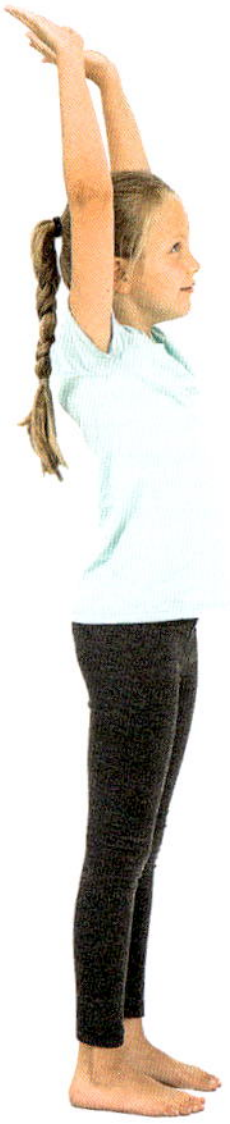

2. Atme ein und hebe die Arme nach oben über den Kopf, deine Handflächen zeigen zueinander.

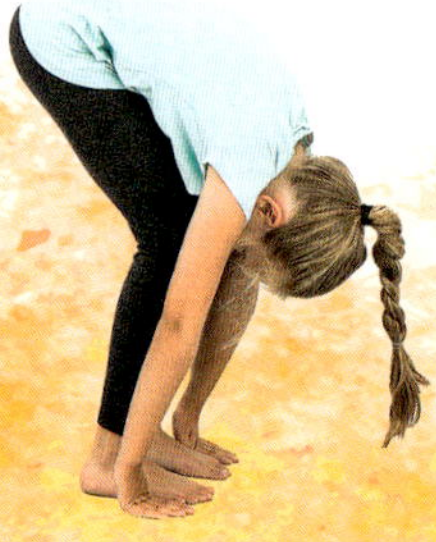

3. Atme aus und klappe nach vorne wie ein Taschenmesser. Bring deine Hände neben die Füße, die Knie dürfen gebeugt sein.

4. Atme ein und stelle das rechte Bein nach hinten. Das Knie senkst du ab und der Blick geht nach vorne. Du stehst da wie ein Sprinter beim Start.

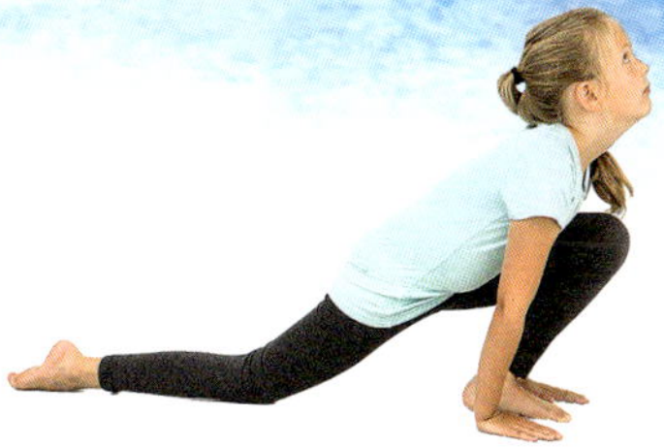

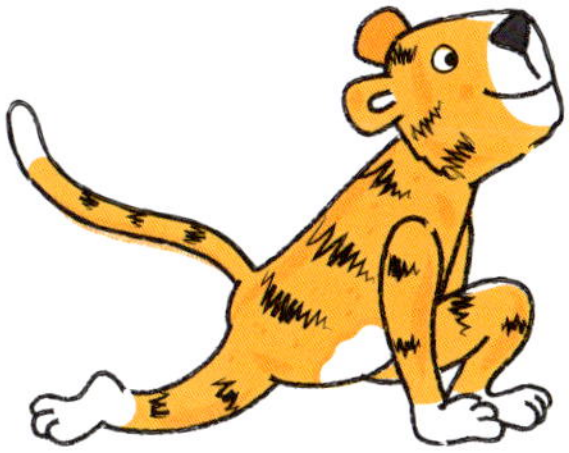

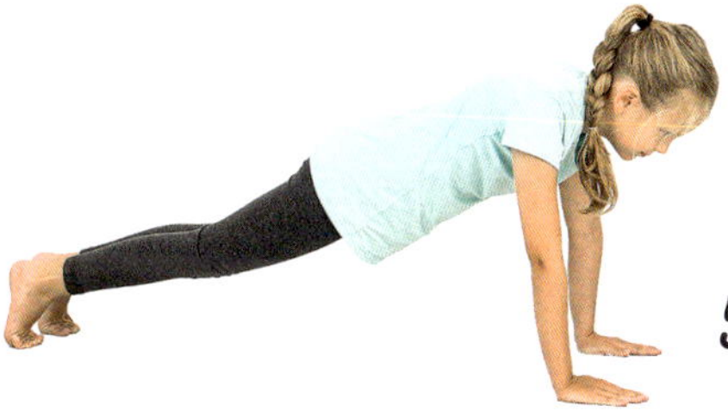

5. Versuch den Atem kurz anzuhalten und stell auch das andere Beine nach hinten. Der Körper ist jetzt ganz gerade, wie ein Brett.

6. Atme aus und lege Knie, Brust und Stirn auf dem Boden ab, von der Seite siehst du aus wie eine Raupe.

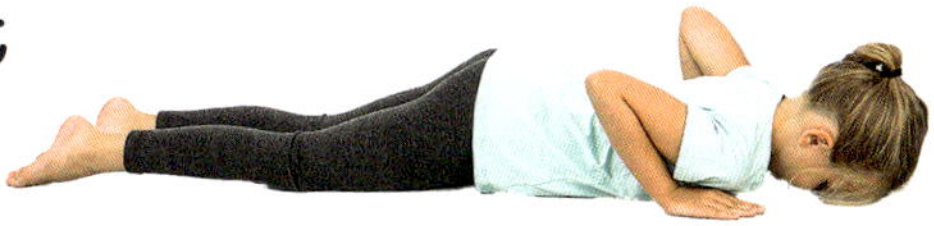

7. Atme ein und hebe die Brust und den Kopf an, jetzt siehst du wie eine Kobra aus.

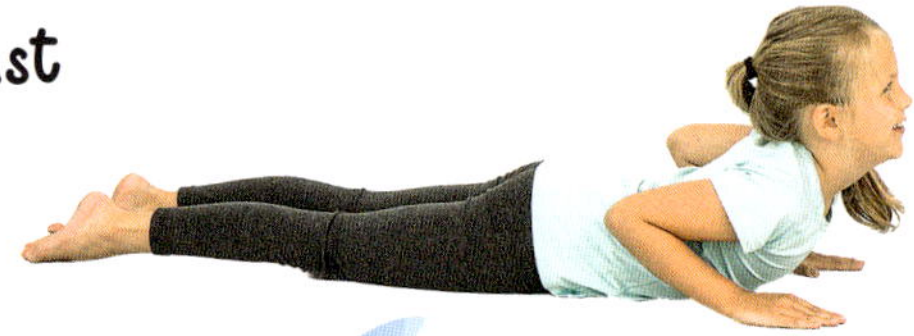

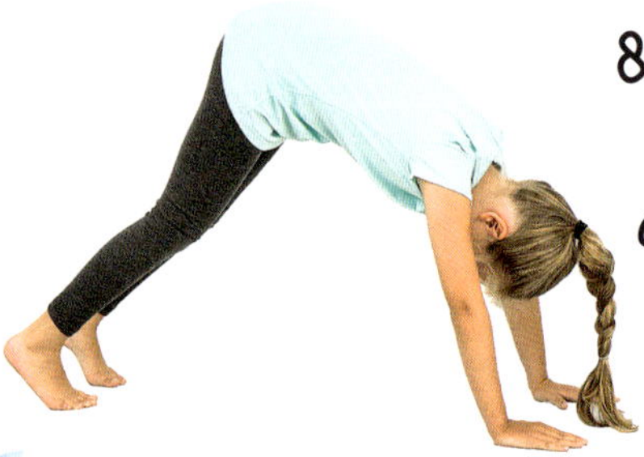

8. Atme aus und schiebe den Po Richtung Decke. Die Hände drücken fest in die Matte, die Fersen drücken nach unten.

9. Atme ein und stelle den rechten Fuß nach vorne zwischen deine Hände. Das ist die Sprinterstellung von vornhin, nur seitenverkehrt.

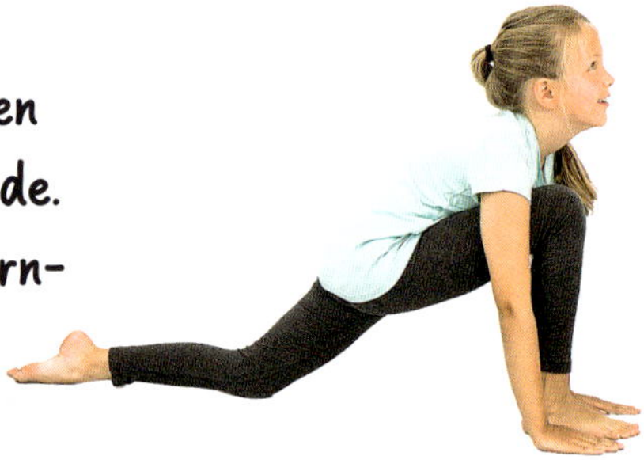

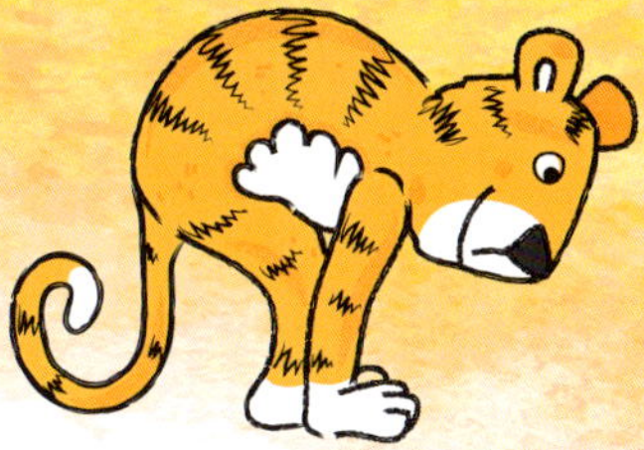

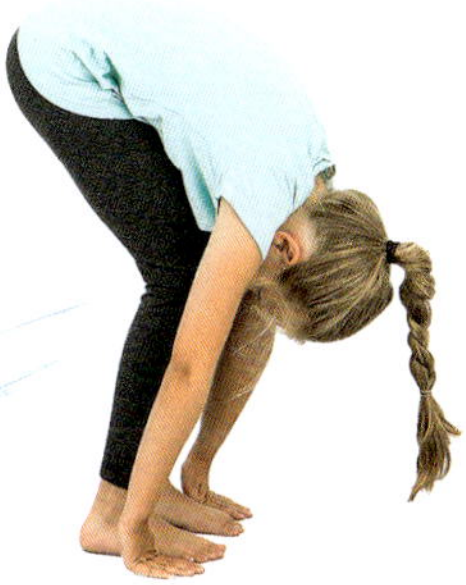

10. Atme aus und stelle den anderen Fuß nach vorne. Jetzt stehst du wieder da wie ein zusammengeklapptes Taschenmesser.

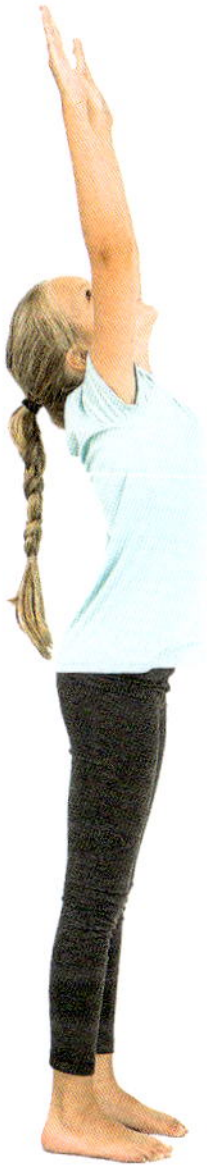

11. Atme ein und bringe die Arme wieder nach oben.

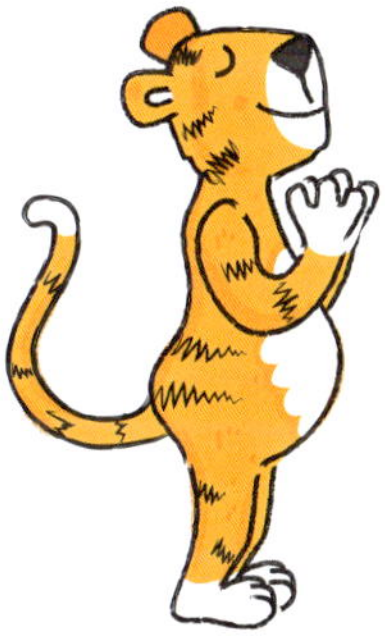

12. Atme aus und senke die Arme neben deinem Körper ab.

Juhu! Die erste Runde hast du geschafft. Jetzt geht's wieder von vorne los, aber du fängst jetzt immer mit dem linken Bein anstatt mit dem rechten an.

Sonnengruß-Gedicht

Damit ich mir den Sonnengruß besser merken kann, habe ich mir ein Gedicht ausgedacht. Aufgepasst, das geht so:

Namaste, liebe Sonne, ich grüße dich,
Hoch bis zu den Wolken strecke ich mich.
Mit meinen beiden Händen kann ich den Boden berühren
Und wie ein Läufer die Kraft in mir spüren.
Stark wie Brett, das bin ich auch,
Geschmeidig wie eine Raupe leg ich mich dann auf den Bauch.
Jetzt fang ich ganz laut zu zischen an,
wie eine Schlange das nur kann – zzzzsch.
Nun strecke ich den Po ganz hoch hinaus
und sehe von der Seite wie eine Bergspitze aus.
Ein Bein guckt nach vorne, das andere kommt dazu.
Zu den Wolken im Himmel sage ich freundlich »Hallo du!«.
Die Runde endet im Stehen,
genauso wird es auf der anderen Seite nun weitergehen.

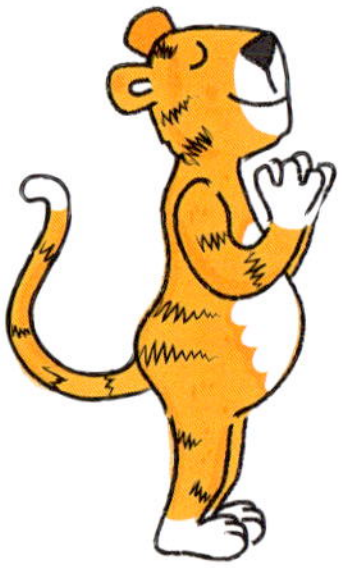

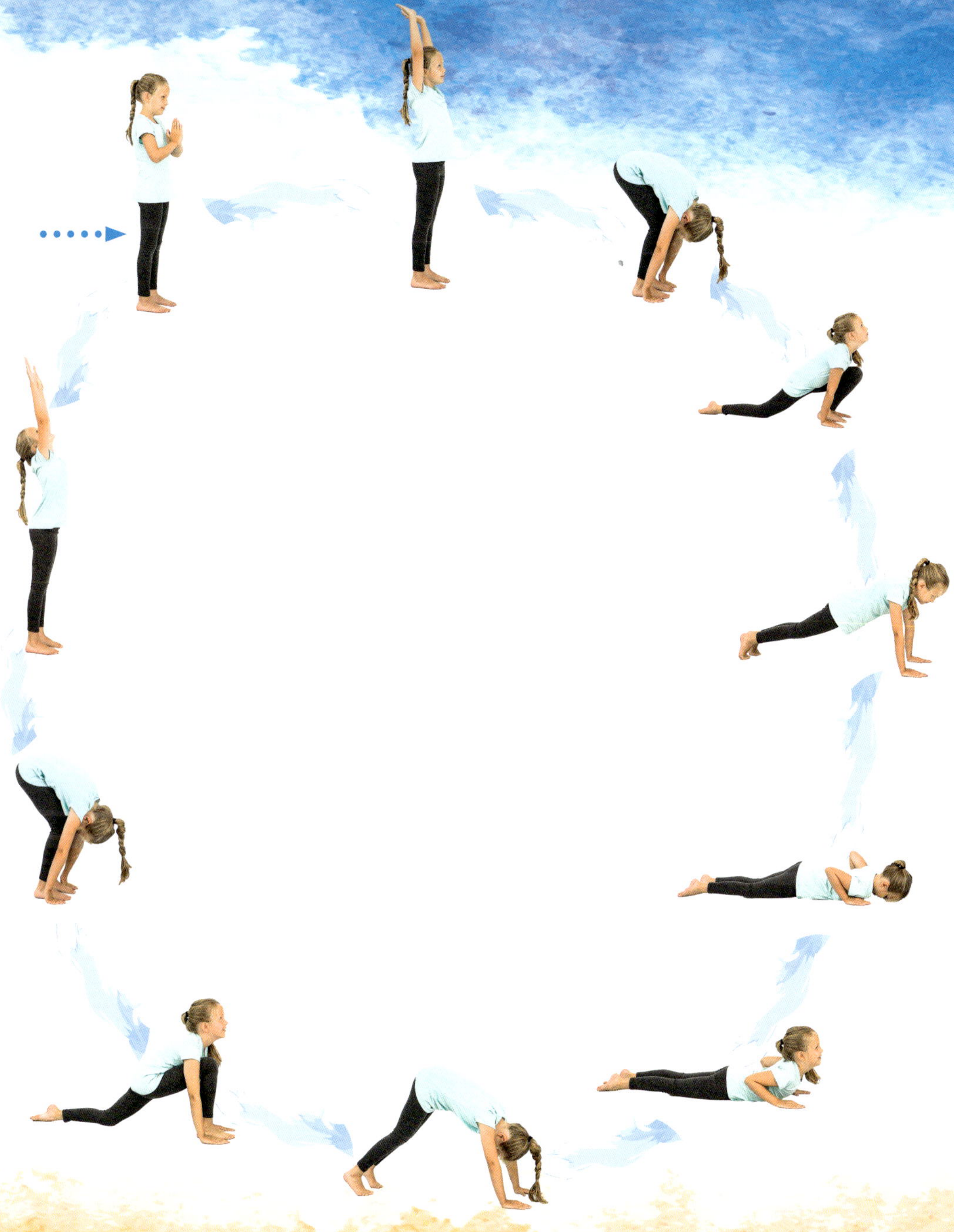

Die Yoga-Einheiten

Nachdem du eine Atemübung gemacht hast und deine Muskeln mit dem Sonnengruß schön aufgewärmt hast, können wir mit den eigentlichen Übungen anfangen. Dazu habe ich mir für dich drei Übungseinheiten ausgedacht:

- Neue Freunde im Elfenland
- Ahoi, Matrosen!
- Eine Reise um die Welt

Zu jeder Einheit gibt es eine Geschichte, in der 12 Übungen vorkommen, und danach zeigen dir die Yoga-Quatsch-Kids, wie man die macht. Die Übungen sind so aneinandergereiht, dass alle Körperteile drankommen und was tun müssen. Du kannst die Übungen natürlich mischen, deine eigene Reihenfolge machen und dir dazu eine schöne Geschichte ausdenken.

Auch wenn die Welt manchmal ganz schön hektisch sein kann, gibt es in dir drinnen immer einen Ort der Ruhe. Das klingt jetzt komisch, aber da kommst du ganz einfach hin. Du kannst gar nichts dabei machen außer auf der Matte liegen und lauschen. Du kannst dir nach deiner Übungsein-

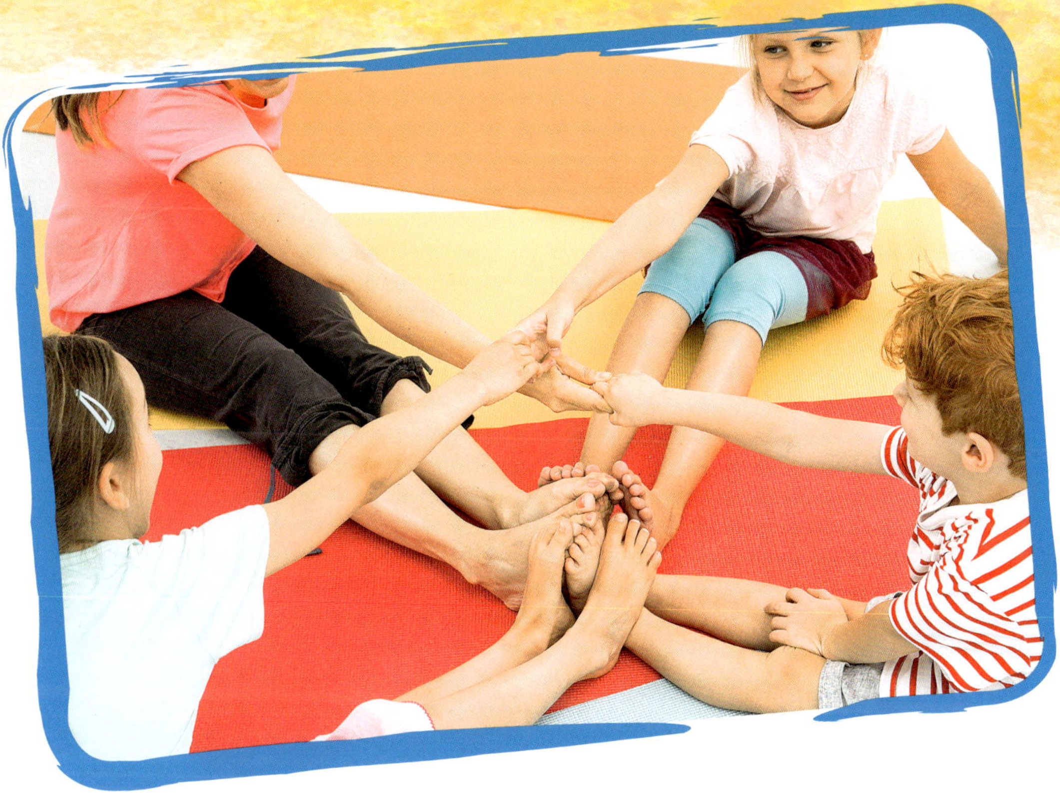

heit eine der drei Fantasiereisen aussuchen. Zum Entspannen brauchen Kinder nicht so lang wie Erwachsene, drei Minuten reichen völlig aus.

Auch bei den Übungen ist das so. Es reicht, wenn du paar Atemzüge in den Übungen stehen bleibst. Probiere es erst mal mal mit drei Atemzügen, du kannst das dann langsam steigern. Nun habe ich lange genug geredet, jetzt können wir gleich mal loslegen.

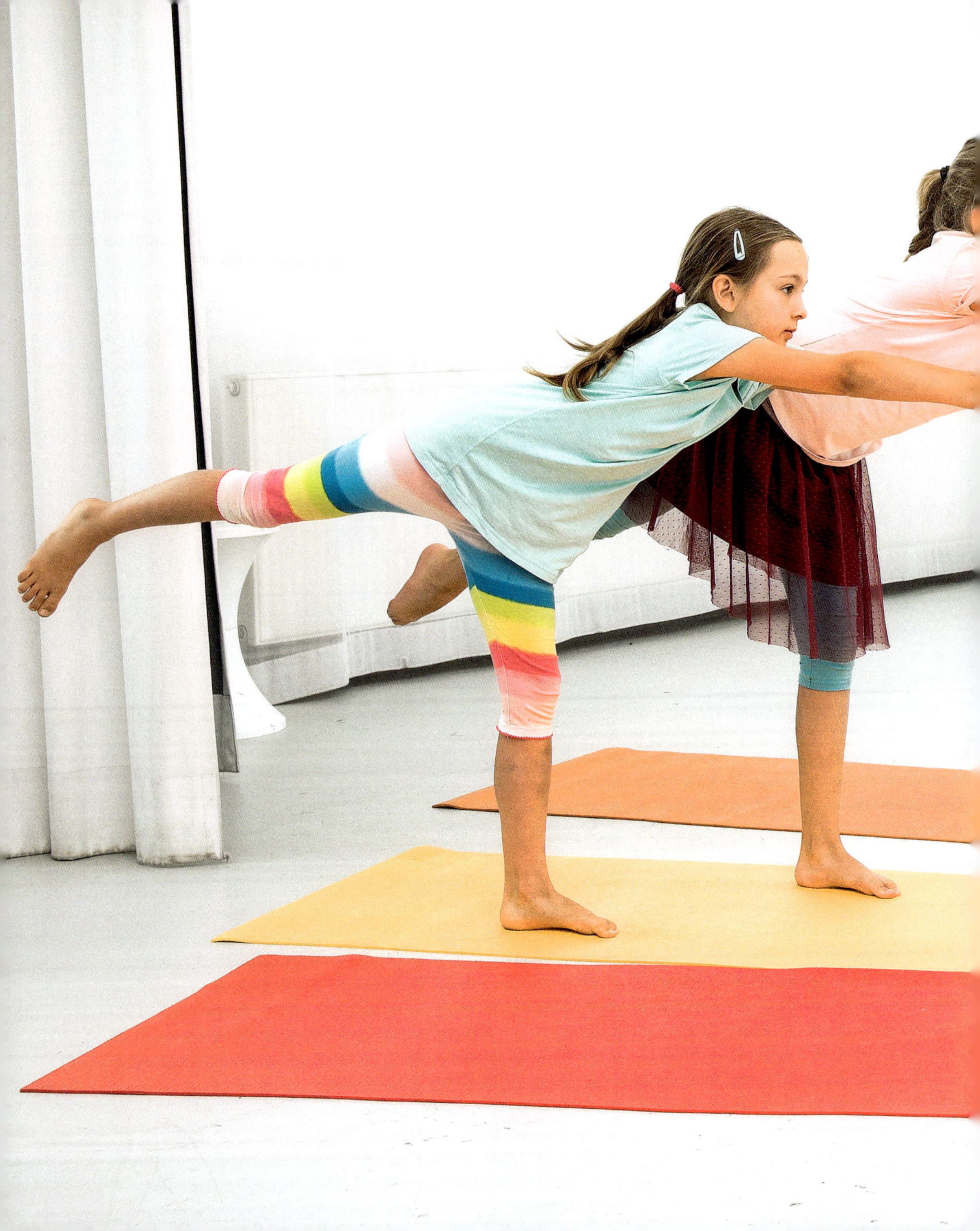

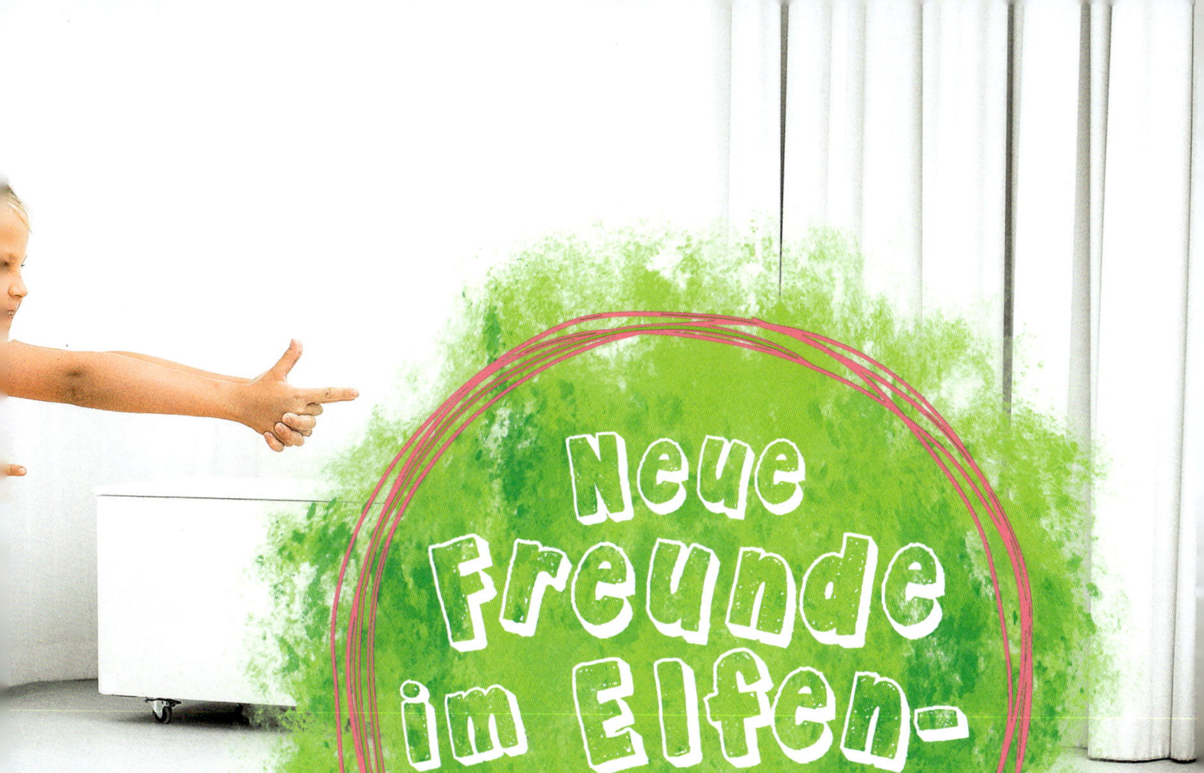

Neue Freunde im Elfenland!

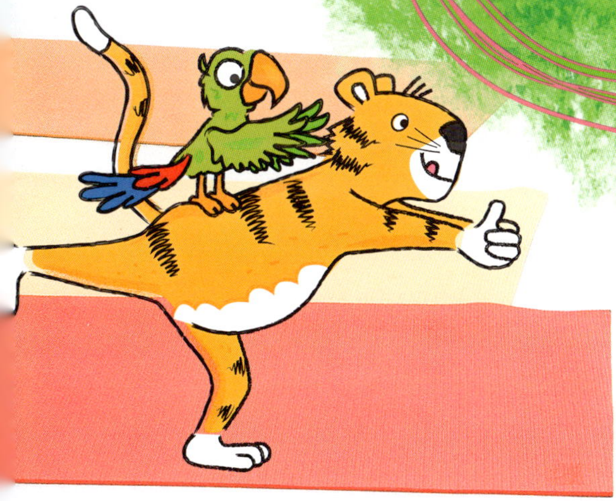

Einhörner, Zuckerwatte und Regenbogen

Meine Oma hat einen riesigen Dachboden, der ist pickepackevoll mit alten Kisten. An einem verregneten Nachmittag durfte ich sie einmal durchstöbern auf der Suche nach Papas alten Spielsachen. Ich war gerade dabei, die Teile einer Autorennbahn zusammenzubauen, da hörte ich ein Kichern. Es kam aus einer der Kisten. Darin fand ich ein altes Buch. Ich dachte mir, ich sehe nicht richtig: Auf dem Einband war ein Gesicht zu sehen, das mir freundlich entgegengrinste und sagte: »Hallo! Ich bin ein **Zauberquatschbuch (siehe Yogaübung: Zauberquatschbuch, Seite 46)**. Kommst du mit mir ins Elfenland?« Da ich nichts Besseres vorhatte, öffnete ich das Buch.

Plötzlich war ich nicht mehr auf dem Dachboden, sondern auf einer wunderschönen Blumenwiese. Die Sonne strahlte mir ins Gesicht, doch irgendetwas kitzelte auf meiner Nase. Da saß ein Schmetterling. Er flog von meiner Nase auf meine Hand. Es war gar kein Schmetterling, sondern eine Elfe mit riesigen, wunderschönen Schmetterlingsflügeln. »Hallo, ich heiße Felicitas und bin eine **Schmetterlingselfe (siehe Yogaübung: Schmetterlingselfe, Seite 48)**. Soll ich dir unser Elfenland zeigen?« Vergnügt sagte ich Ja.

Auf der Wiese wuchsen viele bunte Blumen. Eine war besonders farbenprächtig, sie war türkis, pink und gelb. Als ich an ihr schnupperte, kitzelte es wieder an meiner Nase, diesmal musste ich niesen. Da sagte Felicitas lachend: »Das ist die **quietschbunte Hatschi-Blume (siehe Yogaübung: Quietschbunte Hatschi-Blume, Seite 50)**. Wenn man daran riecht, muss man dreimal niesen.« Da musste ich lachen und auch gleich dreimal niesen.

Wir gingen auf einen Fluss zu. Als wir näherkamen, hörte ich jemanden singen. Felicitas meinte: »Das ist der Nöpel, ein Nix, so etwas wie ein **Meerjungmann (siehe Yogaübung: Singender Meerjungmann, Seite 52)**. Er meint, er könne singen.« Je näher wir kamen, umso schiefer klang sein Gesang. Aber er sang Opernarien mit so viel Freude und sah mit seinem langen roten Bart so lustig aus, dass wir ein bisschen zuhörten.

Neben uns gackerte eine Gruppe **Flussdelfine (siehe Yogaübung: Gackernde Flussdelfine, Seite 54)** vor Freude. Felicitas meinte: »Der Nöpel hat Fans im ganzen Elfenland, die kommen von überallher, um ihn zu sehen.« Zusammen mit den Flussdelfinen klatschten wir Beifall.

Einem gefiel das aber gar nicht. Total motzig und beleidigt schwamm ein **Schwan (siehe Yogaübung: Beleidigter Schwan, Seite 56)** heran und zischte: »So, Freundchen, jetzt reicht's, jeden Tag dieser Lärm. Damit ich so edel aussehen kann, brauche ich meinen Schönheitsschlaf. Wie soll das bei diesem entsetzlichen Krach nur gehen?« Felicitas nahm mich beiseite und flüsterte mir ins Ohr: »Lass uns abhauen, die zwei zicken sich immer ewig an.«

Nachdem wir den Fluss überquert haben, kamen wir zu einer Lichtung. Da hörte ich ein Wiehern. Felicitas rief: »Eini, Kumpel, wo steckst du denn?« Da kam uns ein weißes Einhorn entgegen. «Hast du Lust, mit uns durchs Elfenland zu reiten?«, fragte Felicitas fröhlich. Das ließ sich Eini nicht nehmen, er musste vorher nur noch mal Pipi **(siehe Yogaübung: Pieselndes Einhorn, Seite 64)** machen.

Da ging die Reise auf dem Rücken von Eini auch schon los. Er brachte uns an den Anfang eines Regenbogens. Das war aber nicht irgendein Regenbogen, sondern ein **glitzernder Super-Regenbogen (siehe Yogaübung: Glitzernder Super-Regenbogen, Seite 60)**. Eini sagte: »Wenn ihr wollt, könnt ihr auf dem Regenbogen runterrutschen und ich fange euch unten auf.« So kletterten Felicitas und ich auf den Regenbogen und sausten mit einem Affenzahn runter. Als wir unten ankamen, waren wir voller Glitzer!

Ich erzählte Eini, dass der Nöpel der beste schlechte Sänger war, den ich je gehört habe. Da meinte Eini: »Wenn man im Elfenland etwas machen will, muss man es nicht so gut können. Den Bewohnern hier ist es egal, was die anderen denken. Hauptsache, man hat Spaß. Ich muss dir den taktlosen Tänzer zeigen, er hat gleich seinen großen Auftritt.« Wir ritten zu einer Waldbühne, im Publikum waren viele Elfen und Einhörner. Und da tänzelte er auch schon auf Zehenspitzen auf die Bühne: der **taktlose Tänzer (siehe Yogaübung: Taktloser Tänzer, Seite 62)**. Ein Elf, der mit großen Gesten immer schön gegen den Takt der Musik tanzte. Seine Freude war ansteckend und auch er erntete großen Applaus.

Da sagte Eini: »Wollen wir unserer Königlichen Hoheit im Glitzerschloss einen Besuch abstatten? Das Elfenland wird nämlich von der Einhorn-Königin regiert, die freut sich immer über Besuch.« Um schneller voranzukommen, beschloss Eini zu **fliegen (siehe Yogaübung: Fliegendes Einhorn, Seite 64)**. Gemeinsam segelten wir durch die Wolken, die im Elfenland aus Zuckerwatte bestehen. Beim Vorbeisegeln konnten wir auch davon naschen.

Auf dem höchsten Turm des Glitzerschlosses wehte eine Regenbogenfahne, die Landesflagge des Elfenlandes. Die **Einhorn-Königin (siehe Yogaübung: Einhorn-Königin, Seite 66)** empfing uns persönlich. Sie hatte viele Lachfalten und sah ein bisschen so aus wie meine Oma. Freudig führte sie uns durch das Schloss, das aus Süßigkeiten gebaut war. Ich staunte über das Vanilleeis-Zimmer und den Schokoladenbrunnen im Schokoladen-Kabinett. Vom Naschen wurde mir sogar ein bisschen schlecht! Im Gummibärchen-Spiegelsaal hingen wir dann den Rest des Nachmittags zusammen **ab und lachten viel (siehe Yogaübung: Abhängen und lachen, Seite 68)**.

Als es an der Zeit war zu gehen, gab mir die Einhorn-Königin noch ein Geschenk: das Zauberquatschbuch: »Um zurück in deine Welt zu kommen, musst du das Buch nur schließen. Du kannst jederzeit zurückkommen, wenn du es öffnest und darin liest.« Ich habe mich von meinen neuen Freunden verabschiedet und ihnen versprochen, dass ich bald wiederkommen werde. Als ich das Buch schloss, fand ich mich auf dem Dachboden der Oma wieder.

Zauberquatschbuch

Paschimottanasana

- Setz dich auf den Boden und strecke deine Beine lang und gerade aus.
- Strecke deine Arme nach oben, so weit du kannst.
- Beim Ausatmen beugst du dich mit geradem Rücken nach vorne.
- Nun versuche, mit deinen Händen deine Schienbeine zu umfassen oder deine Zehen. Kichern nicht vergessen!

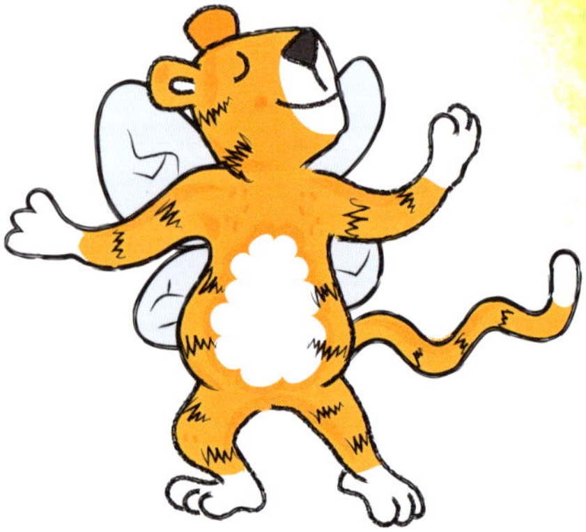

Wusstest du, dass in Island mehr als die Hälfte der Menschen an Elfen glaubt? Deshalb hatte die Regierung bis vor einigen Jahren eine Beauftragte für Elfenfragen, die dafür zuständig war, dass keine Straße durch Elfengebiete gebaut wird.

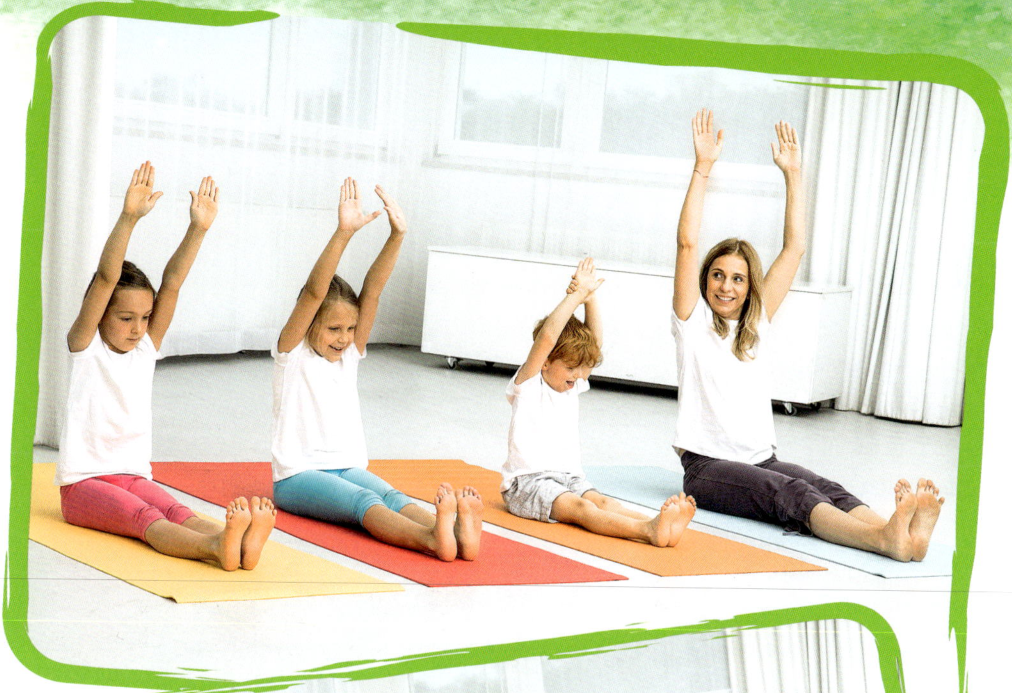

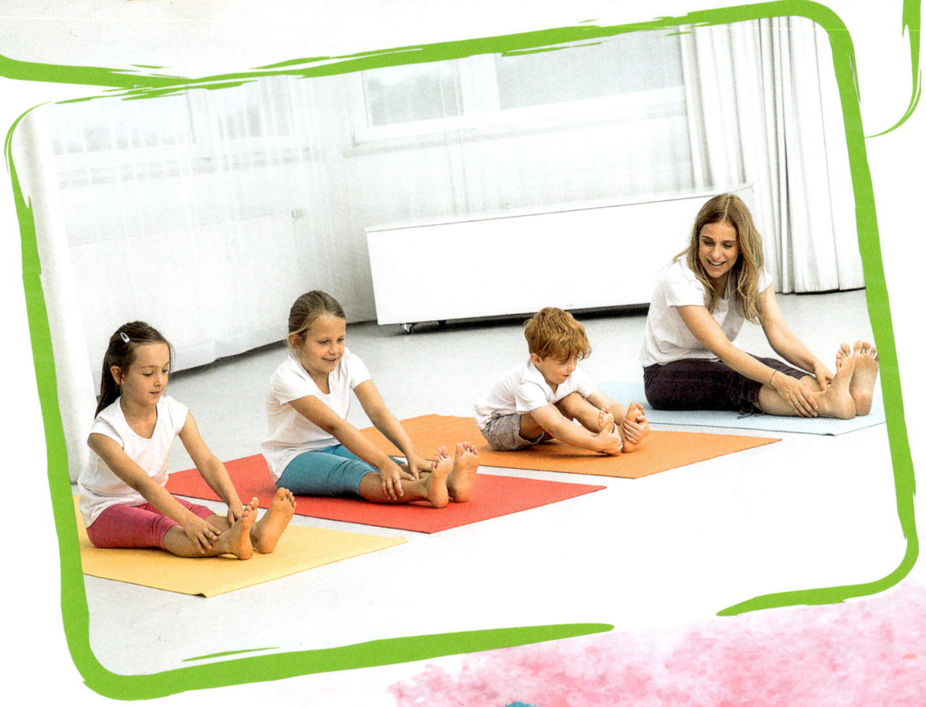

Schmetterlingselfe

Bhadrasana

- Lege im Sitzen deine Fußsohlen aneinander.
- Deine Hände umfassen deine Füße.
- Nun versuche zu flattern, indem du deine Knie von oben nach unten bewegst.

Schmetterlinge können mit ihren Füßen schmecken … verrückt, nicht wahr?! Aber nicht nur das, bei denen ist alles ein bisschen anders, denn mit ihren Fühlern können sie fühlen, hören und riechen gleichzeitig. Was kannst du eigentlich alles mit deinen Füßen?

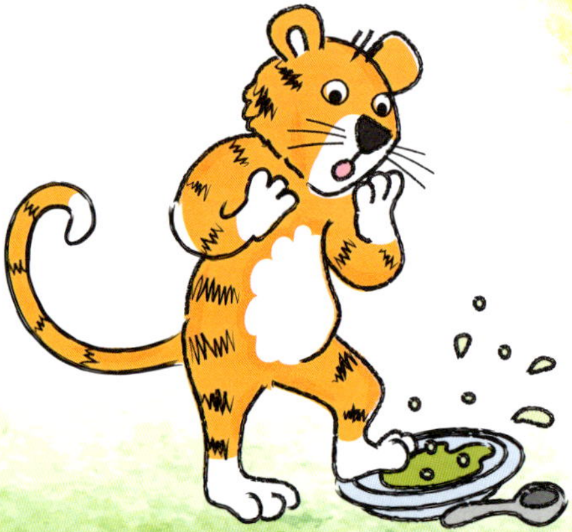

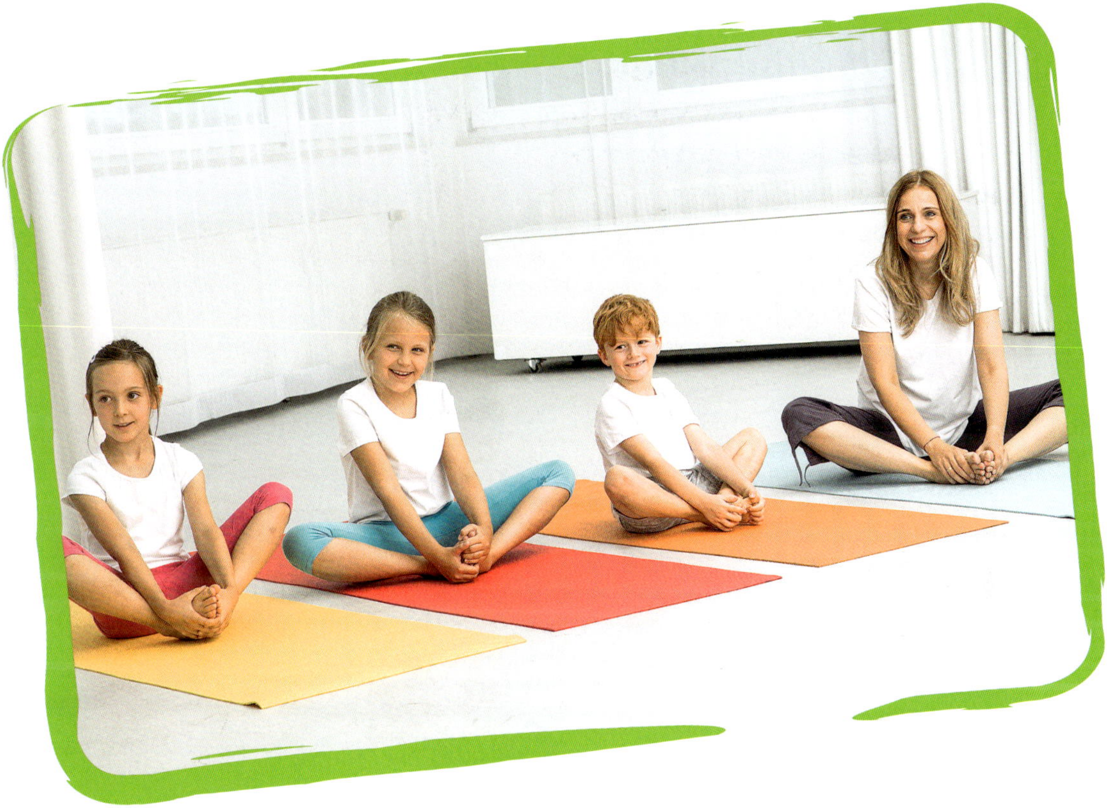

Quietschbunte Hatschi-Blume

Vikasitakamalasana

- Aus der Schmetterlingselfe hebst du die Füße vom Boden ab.
- Nun hake die Arme unter die Knie, sodass die Kniekehlen in deinen Ellbogenbeugen liegen.
- Die Handflächen schauen zur Decke. Und jetzt sage laut »Hatschi!«.

Wusstest du, dass Blumen schneller wachsen und gesünder bleiben, wenn man sie streichelt und anfasst? Stellt man zwei Blumen nebeneinander und behandelt eine schlechter als die andere, geht es der besser versorgten auch schlecht. Also immer zu allen Pflanzen gleich lieb sein und ruhig mal umarmen.

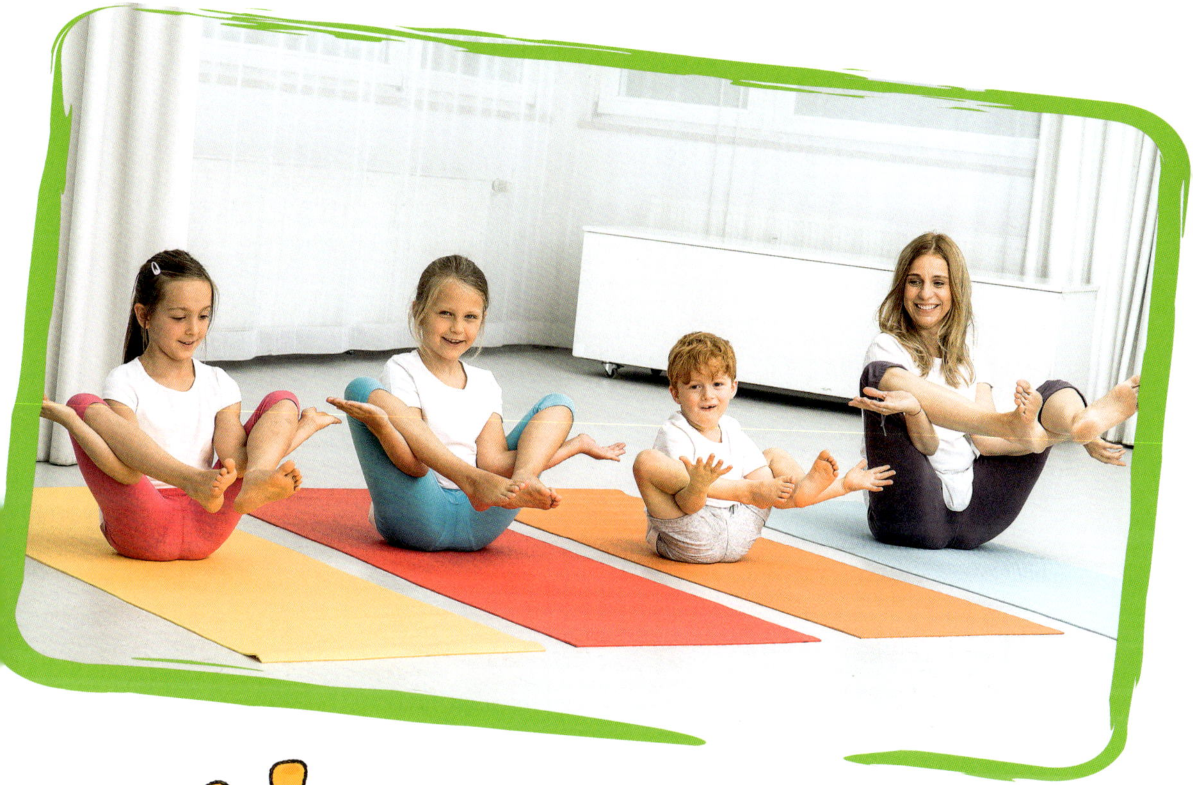

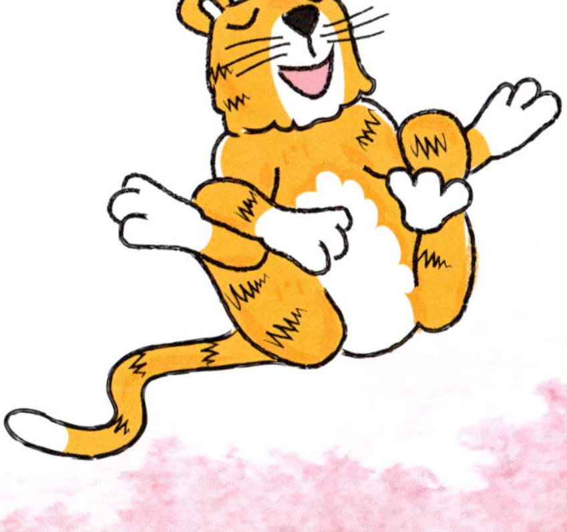

Singender Meerjungmann

Parivrtta sukhasana

- Knie dich hin und setze dich dann so auf den Po, dass er rechts von deinen Füßen ist.
- Die rechte Hand legst du hinter deiner rechten Hüfte auf den Boden.
- Die linke Hand legst du auf die Außerseite deines rechten Knies.
- Sitze aufrecht da und richte deinen Blick nach hinten – nun laut und schief singen.
- Bleibe ein paar Atemzüge so und mache dasselbe dann auf der anderen Seite.

Der berühmte Seefahrer und Amerika-Entdecker Christoph Kolumbus soll auf seinen Reisen eine »Meerjungfrau« entdeckt haben. In Wirklichkeit war es aber wahrscheinlich eine Seekuh. Seefahrer, die zu lange unterwegs waren, haben diese aus etwas Entfernung häufig mit Menschen verwechselt.

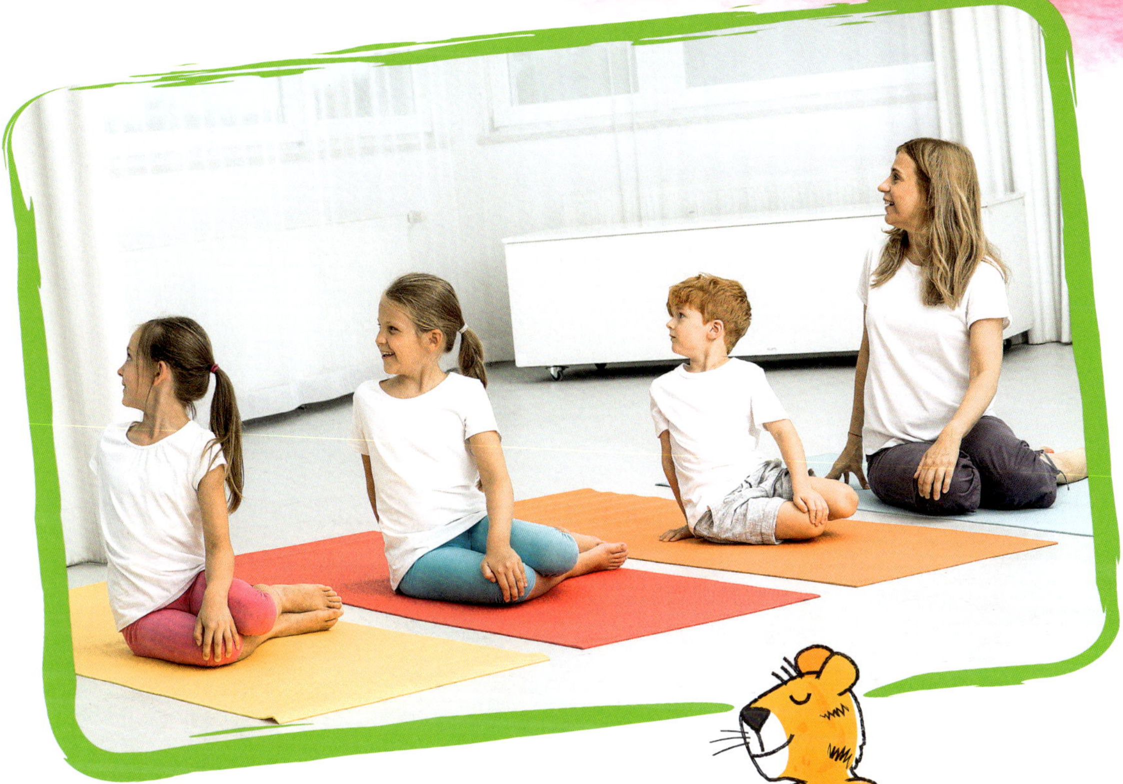

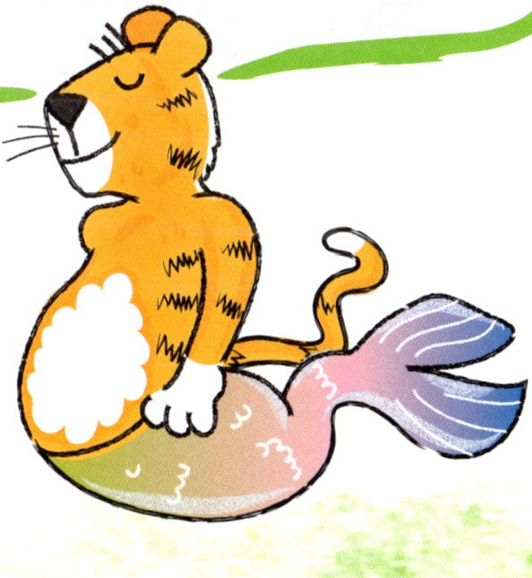

Gackernde Flussdelfine

Shishumarasana

- Knie dich auf den Boden.
- Mit deinen Unterarmen stützt du dich auf dem Boden ab.
- Strecke jetzt den Po nach oben und versuche, mit der Nasenspitze vor deine Hände zu kommen. Wiege dich ein paar Mal in dieser Haltung vor und zurück. Denk dran: dabei immer schön gackern.

Delfine können sich im Spiegel wiedererkennen und finden das klasse, was sie darin sehen. Mach' s den Delfinen beim nächsten Blick in den Spiegel einfach nach und sag dir: Klasse, was ich hier sehe!

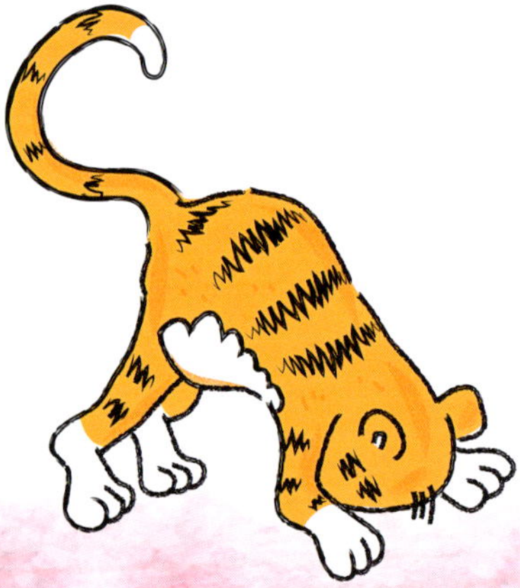

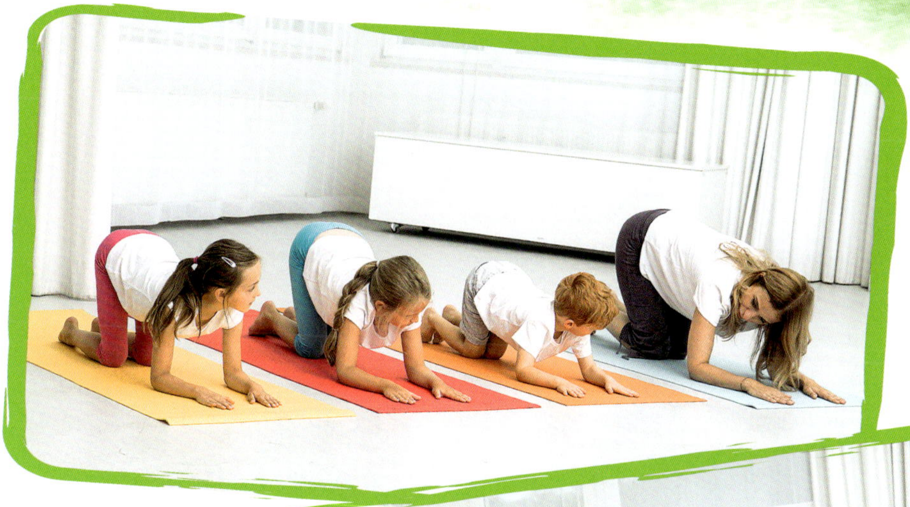

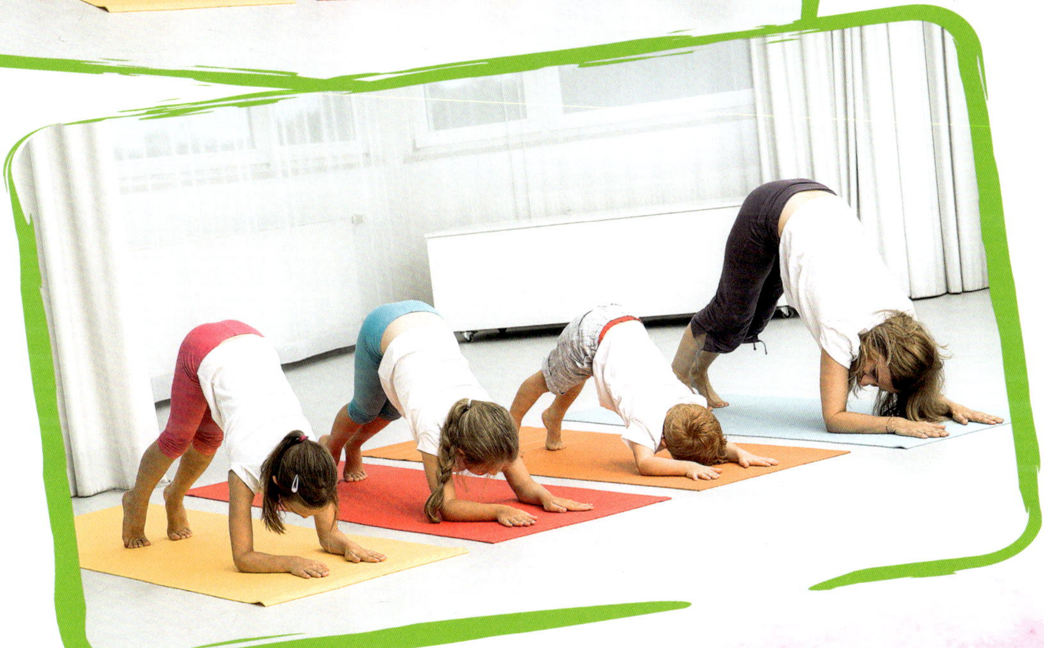

Beleidigter Schwan

Dhanurasana

- Du liegst auf dem Bauch, deine Stirn berührt den Boden.
- Dann winkelst du deine Knie an und versuchst, mit deinen Händen deine Fußrücken zu umfassen.
- Nun streckst du den Kopf nach oben und schaust beleidigt.

Respekt!
Schwäne können bis zu 12 Kilo schwer werden und sind somit die schwersten flugfähigen Vögel der Welt. Außerdem lassen es sich Schwäne gerne schmecken, sie können täglich bis zu 4 Kilo Nahrung verputzen. Mein lieber Schwan!

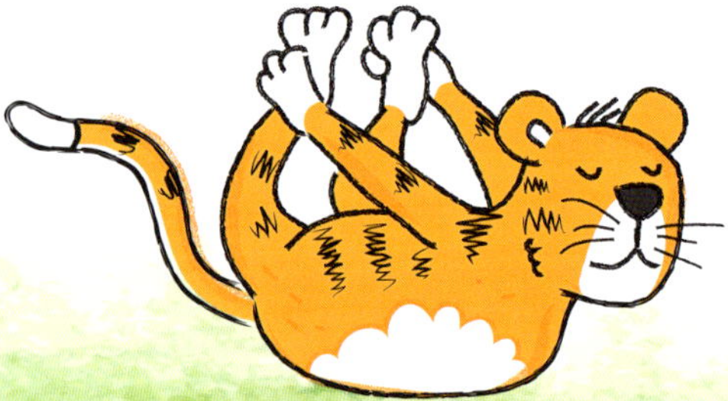

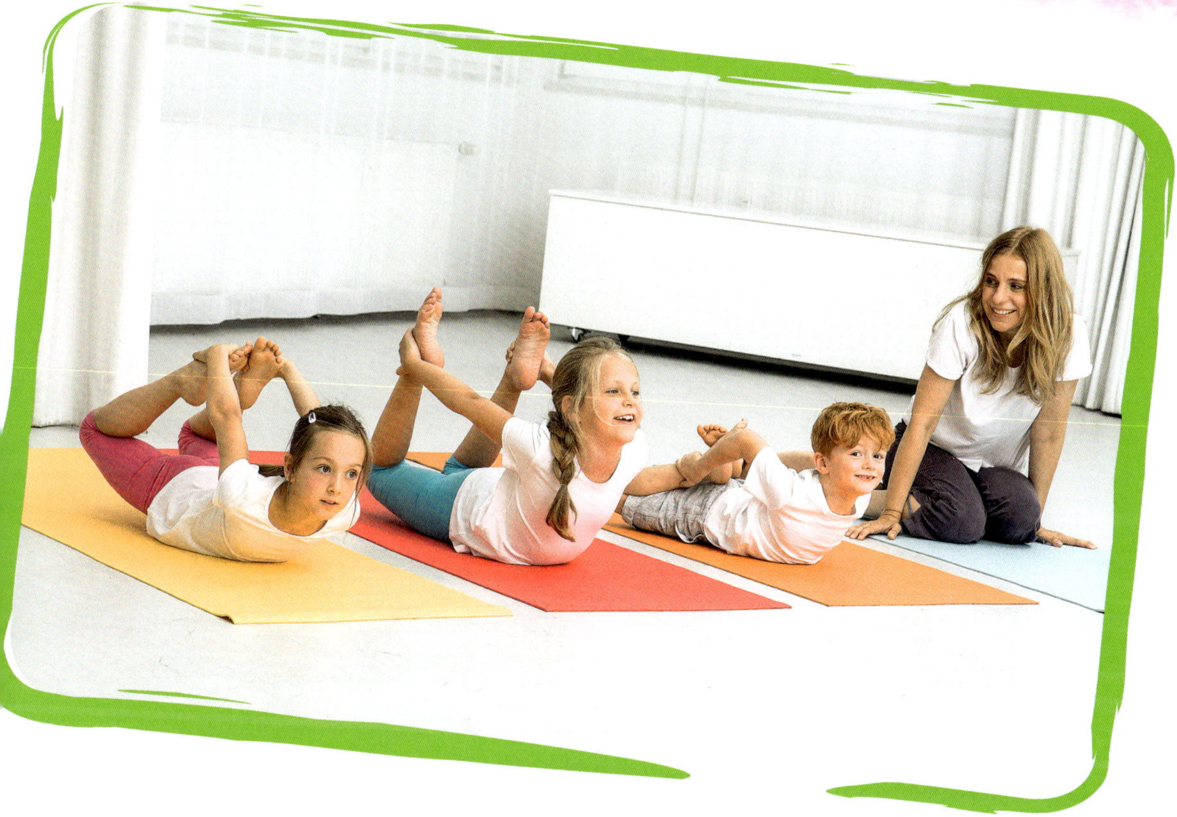

Pieselndes Einhorn

Adho Mukha Svanasana

- Geh auf alle viere und strecke dann den Po nach oben, sodass du auf Füßen und Händen stehst.
- Die Hände stehen schulterbreit auseinander, die Finger sind gespreizt.
- Deine Füße stehen hüftbreit auseinander.
- Nun hebst du erst das eine Bein und hältst es ein paar Atemzüge, dann das andere.

Das Einhorn ist das Wappentier der Schotten. Da es der mittelalterlichen Legende nach sehr gefährlich sein soll, wurde es oft angekettet dargestellt. Spätere Legenden besagen aber, dass Einhörner von Natur aus sehr freundlich seien. Nur im Märchen »Das tapfere Schneiderlein« ist das Einhorn richtig böse. Unser pieselndes Einhorn hier ist aber superlieb.

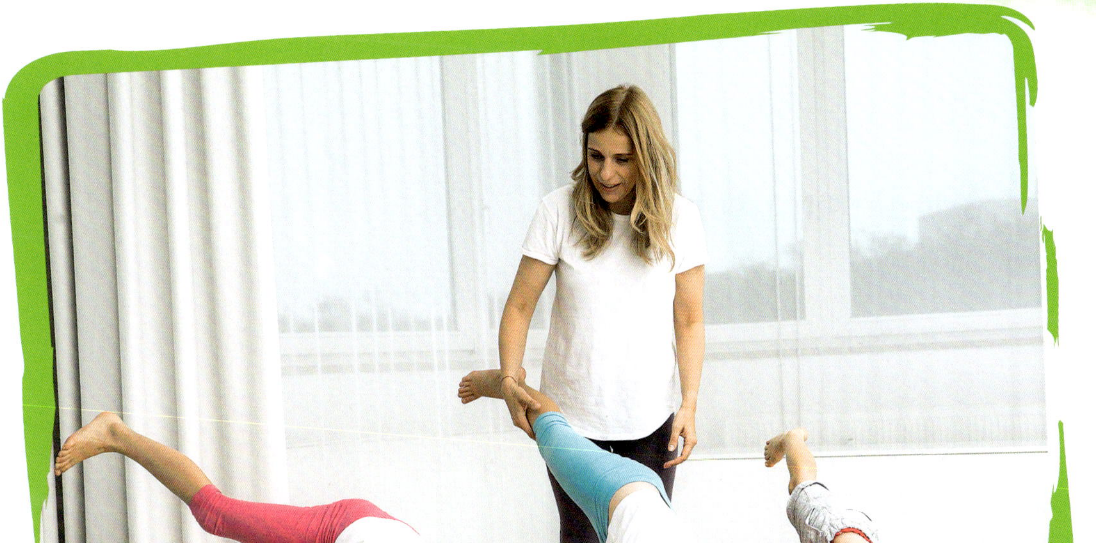

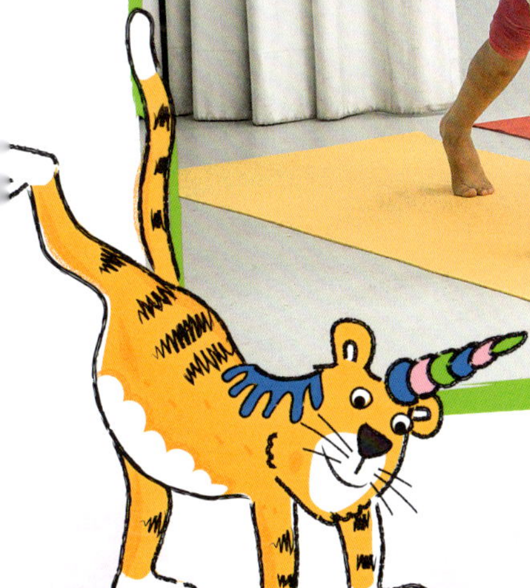

Glitzernder Super-Regenbogen

Setu Bandhasana

- In der Rückenlage stellst du deine Füße so nah wie möglich an deinem Po auf.
- Die Handflächen legst du neben dem Po ab und drückst sie in den Boden.
- Dann drückst du auch die Füße in den Boden und hebst den Po an.

Auch bei Nacht, im Licht des Mondes, kann ein Regenbogen entstehen. Für das menschliche Auge erscheint dieser aber weiß, weil wir im Dunkeln Farben nicht so gut sehen können.

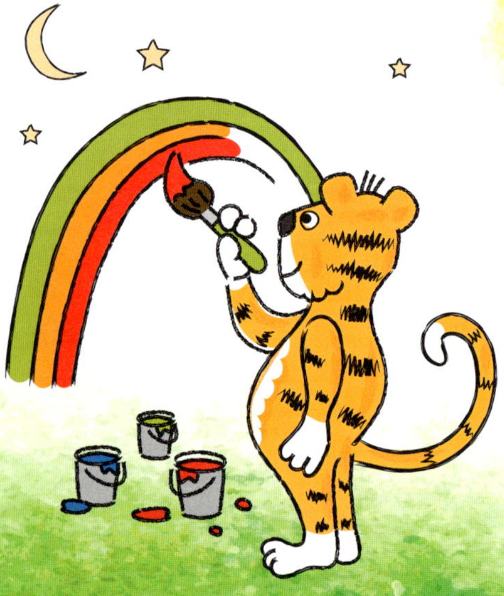

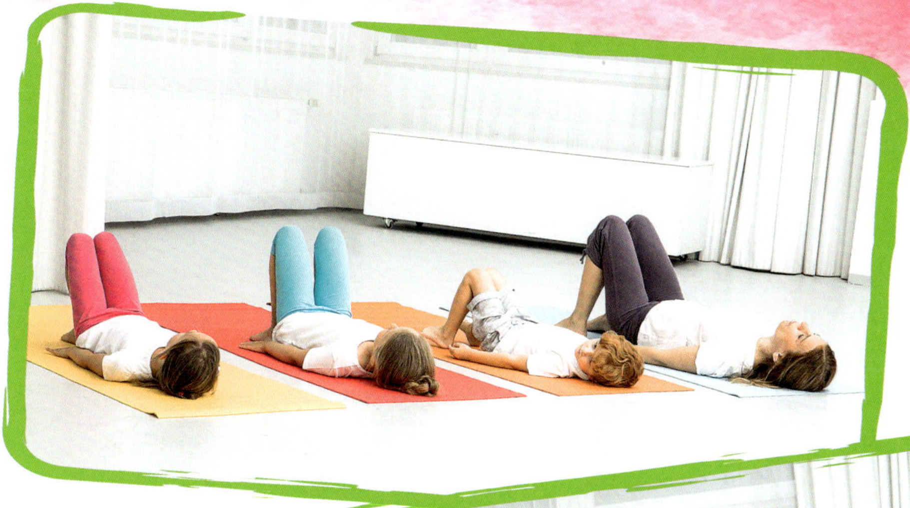

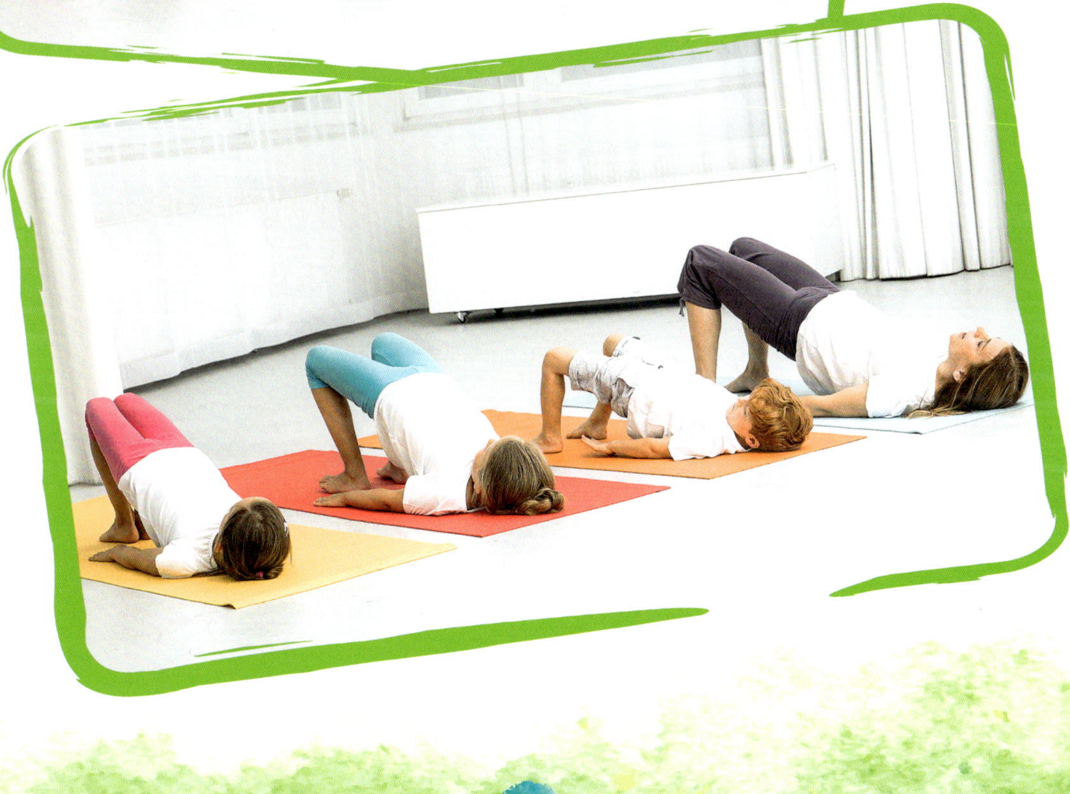

Taktloser Tänzer

Natarajasana

- Du stehst aufrecht da und winkelst ein Knie an.
- Dann umfasst du von innen dein Fußgelenk und versuchst, den Fußrücken gegen die Hand zu drücken.
- Die andere Hand streckst du nach oben.
- Bleibe ein paar Atemzüge so und mache dann dasselbe auf der anderen Seite.

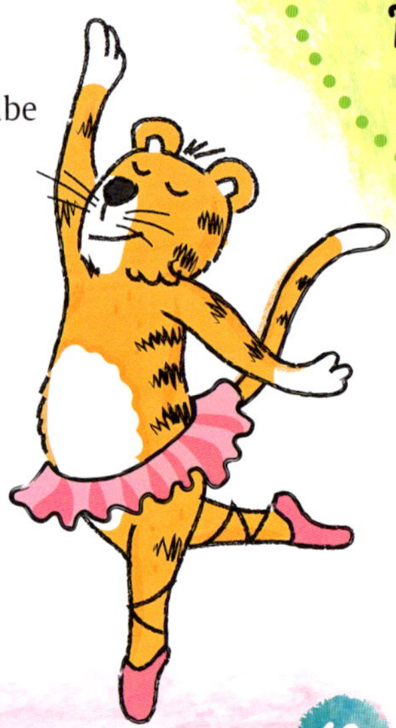

Wusstest du, dass eine Profi-Balletttänzerin mehrere Schuhe pro Woche kaputttanzt? Bei einer einzigen Vorführung können schon zwei Paar Spitzenschuhe aus dem Leim gehen.

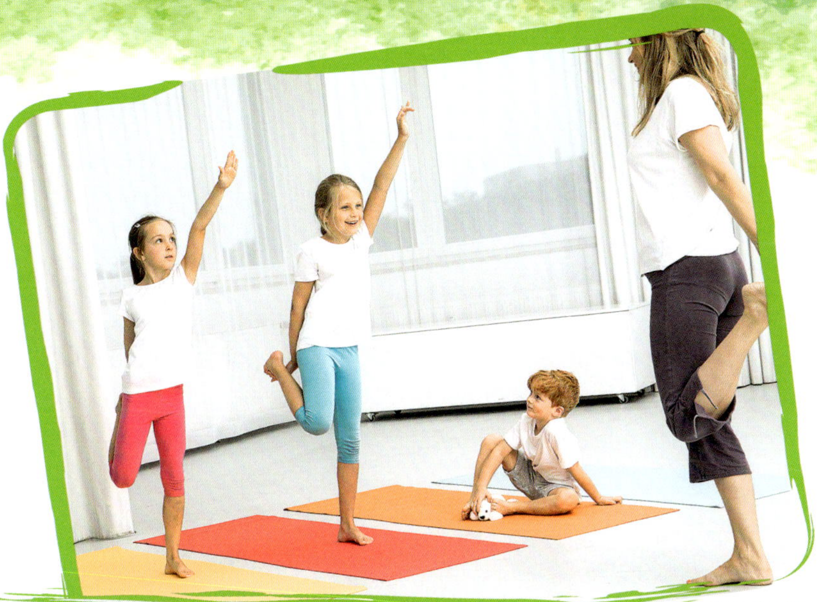

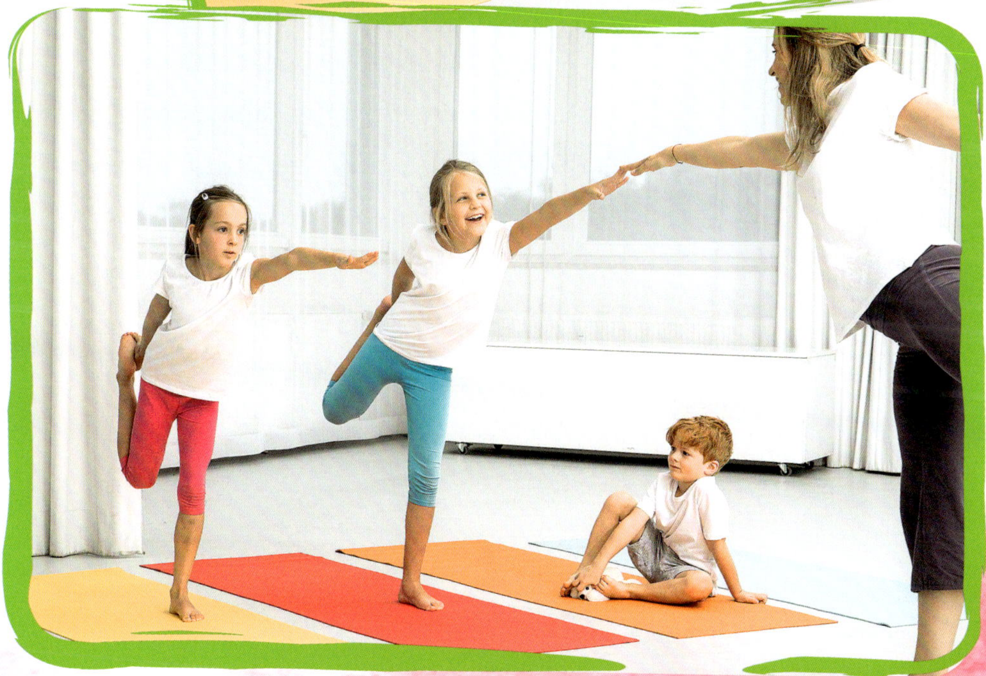

Fliegendes Einhorn

Urdhva Hastasana

- Du stehst aufrecht da und verteilst dein Gewicht gleichmäßig auf den Füßen.
- Deine Zehen sind fest aufgestellt und leicht gespreizt.
- Du führst deine Hände über den Kopf.
- Dein Blick folgt den Händen.
- Du hebst den Kopf leicht an und beugst den oberen Teil des Rückens leicht nach hinten.

Dem Horn des Einhorns werden in alten Geschichten wundersame Kräfte nachgesagt, es sollte zum Beispiel Heilkräfte haben. Dadurch war es natürlich wertvoll – schlaue Leute haben sich darum einfach den Stoßzahn eines Narwals genommen und für viel Geld als das Horn eines Einhorns verkauft oder sie haben zum Beispiel ein Kieselsteinpulver als Einhornpulver ausgegeben.

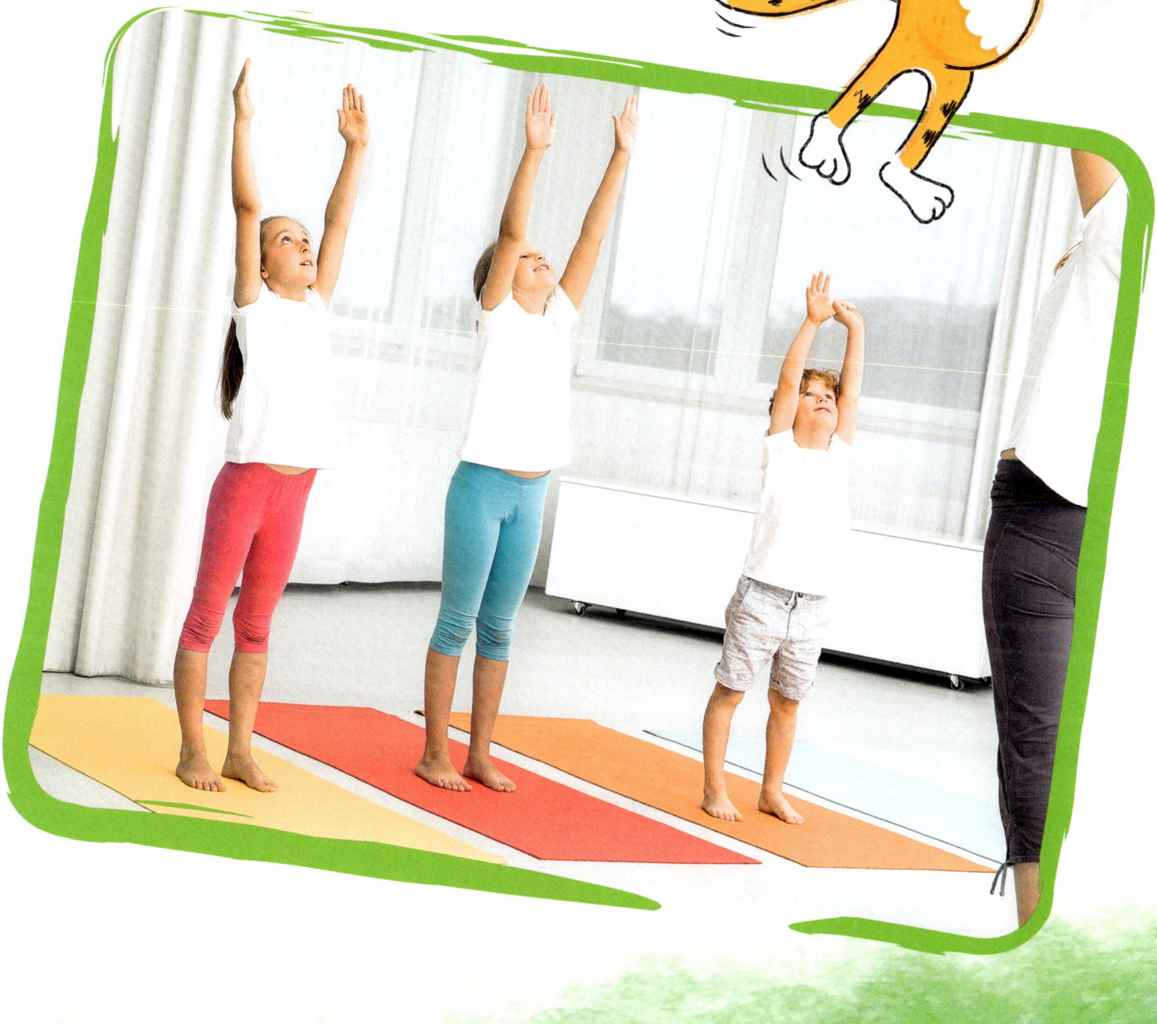

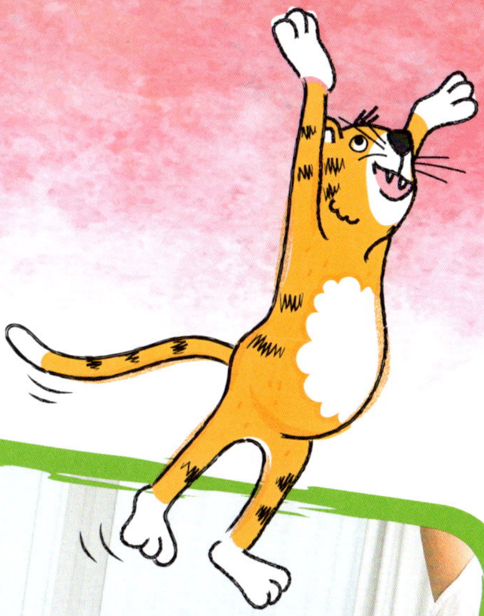

Einhorn-Königin

Utkata Konasana

- Du stellst dich breitbeinig hin.
- Deine Fersen zeigen zueinander, die Fußspitzen nach außen.
- Du beugst die Knie, so wandert dein Po etwas tiefer.
- Die Knie sollten genau über den Fersen stehen.
- Die Hände bringst du zusammen und legst sie dann an deine Stirn.

In England gibt es auch eine Königin, Queen Elizabeth II., die schon seit fast 70 Jahren auf dem Thron ist. Die kleine Königin Elisabeth ist nur 1,55 Meter groß. Damit man sie sehen kann, wenn sie aus ihrem Auto winkt, wurde der Rücksitz für sie erhöht.

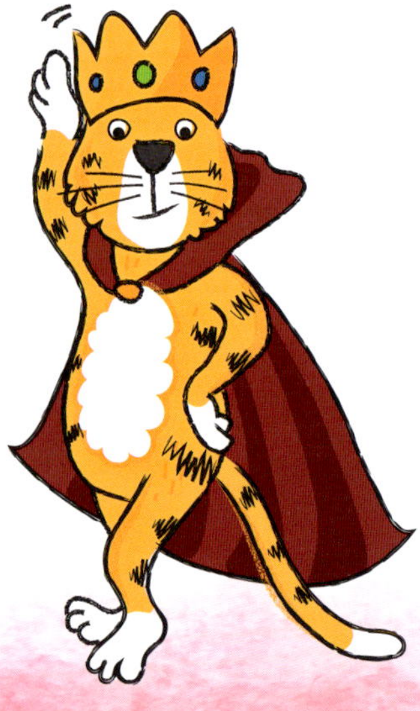

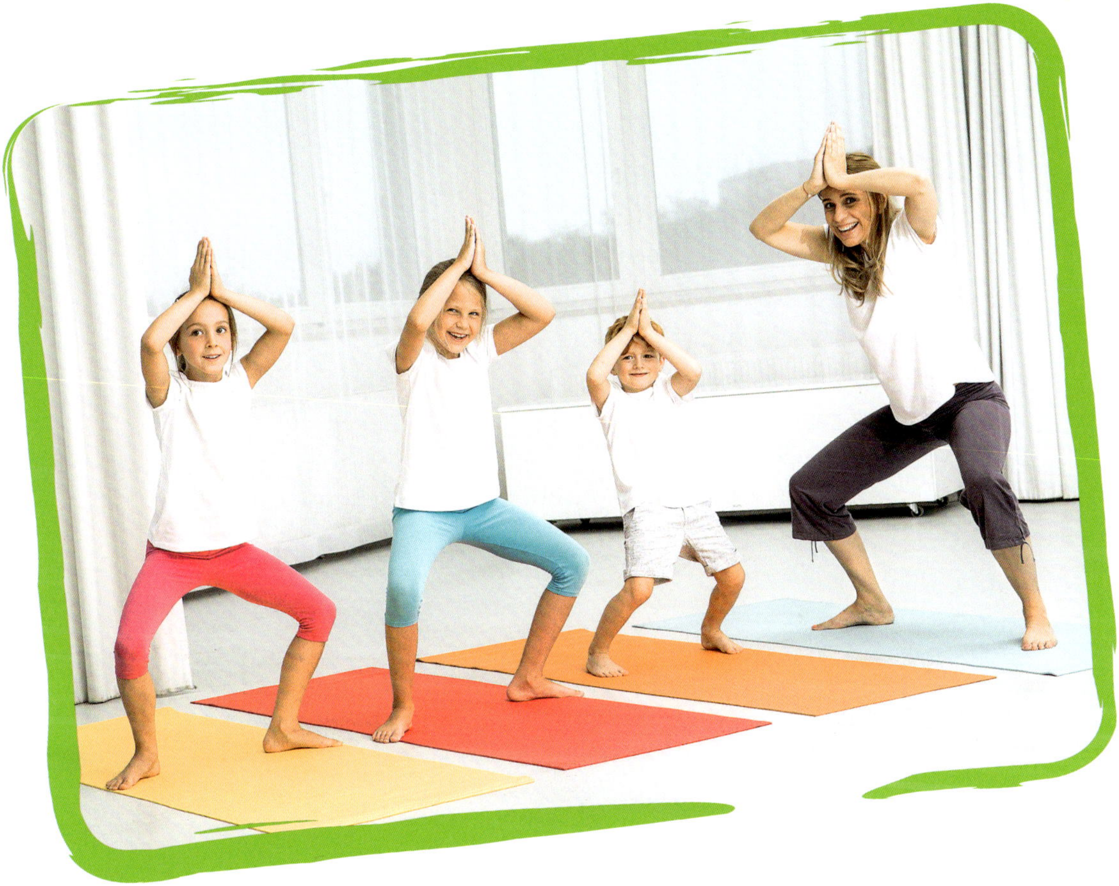

Abhängen und lachen

Padahastasana

- Du stehst aufrecht da, deine Beine sind hüftbreit auseinander.
- Jetzt streckst du dich nach oben und bringst die Arme über den Kopf.
- Beim Ausatmen beugst du dich mit geradem Rücken nach vorne.
- Nun versuchst du, mit den Händen deine Zehen zu berühren.
- Du darfst dabei am Anfang auch die Knie anwinkeln. Und jetzt ganz wichtig: lachen.

Lachen ist richtig gut für uns, weil es wie Hochleistungssport ist, auch wenn man es zu Hause auf der Couch machen kann. Beim Lachen werden 300 »Muskeln« im ganzen Körper trainiert, allein 17 davon im Gesicht. Lachen bringt den Kreislauf in Schwung und hinterher ist man total entspannt. Voll gut. Also immer schön die Mundwinkel oben halten ☺

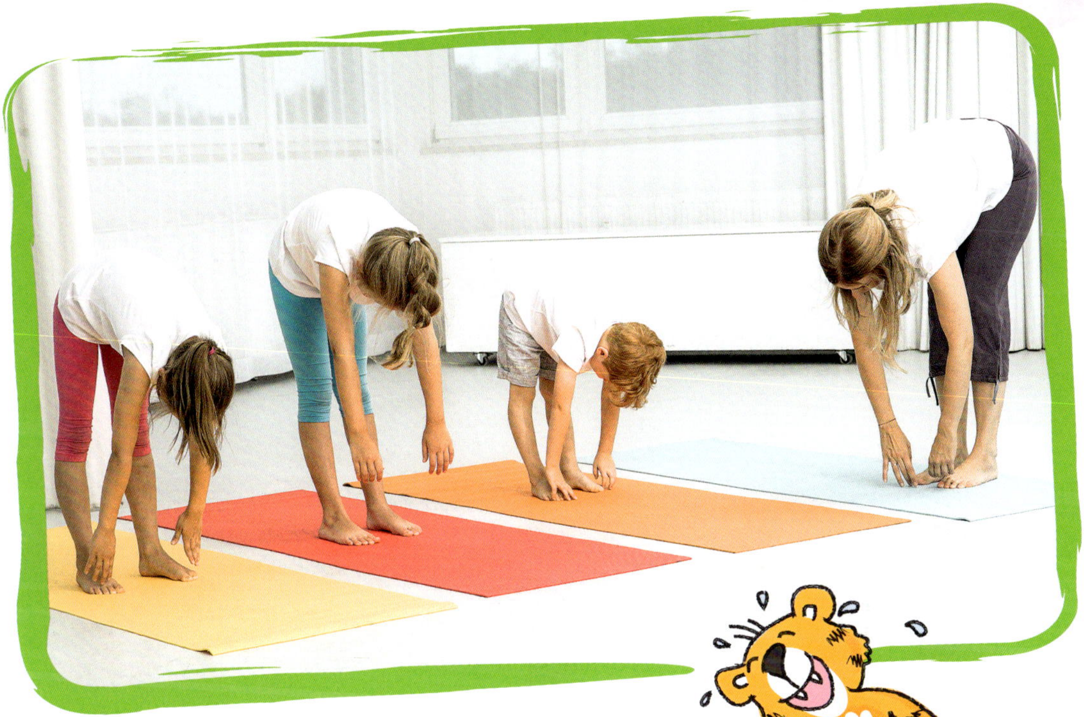

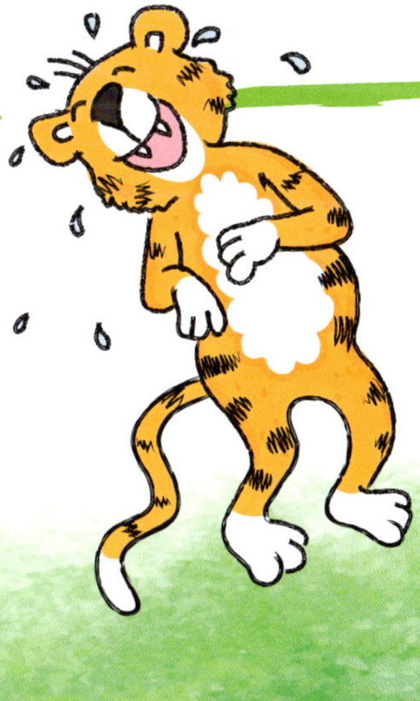

Neue Freunde im Elfenland

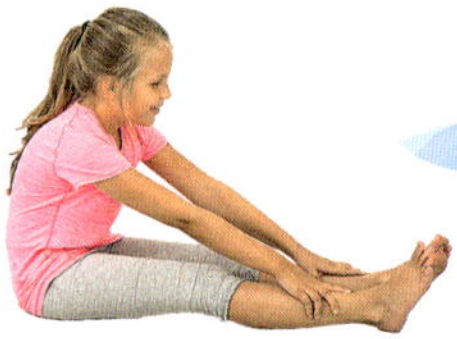

Zauberquatschbuch, S. 46

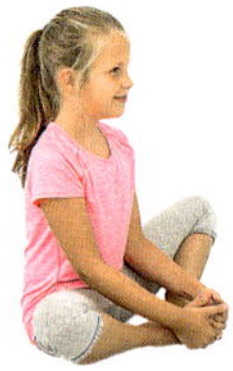

Schmetterlingselfe, S. 48

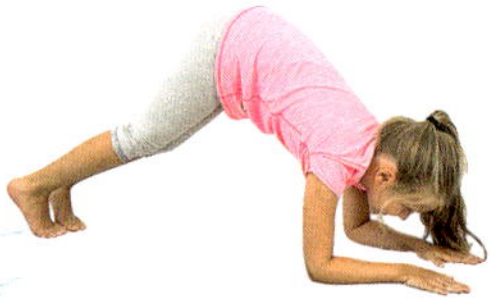

Gackernde Flussdelfine, S. 54

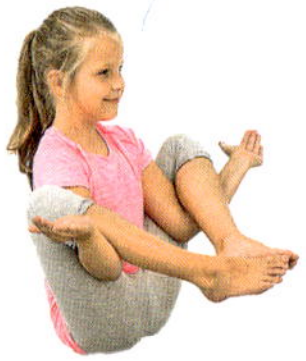

Quietschbunte Hatschi-Blume, S. 50

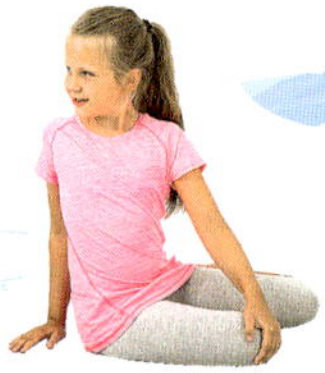

Singender Meerjungmann, S. 52

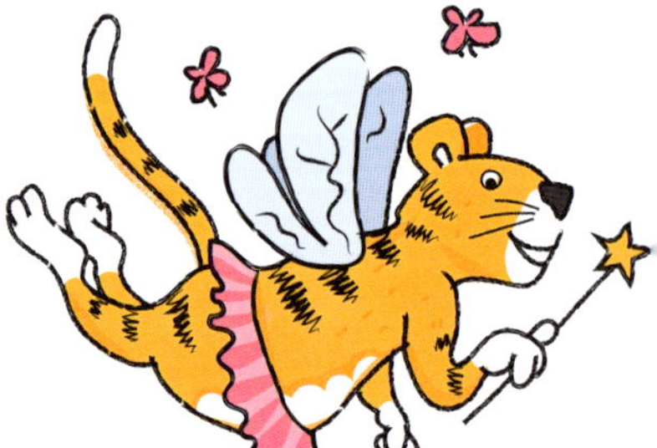

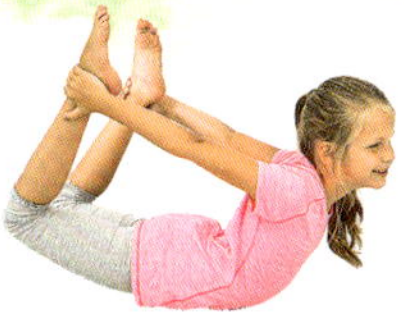

Beleidigter Schwan, S. 56

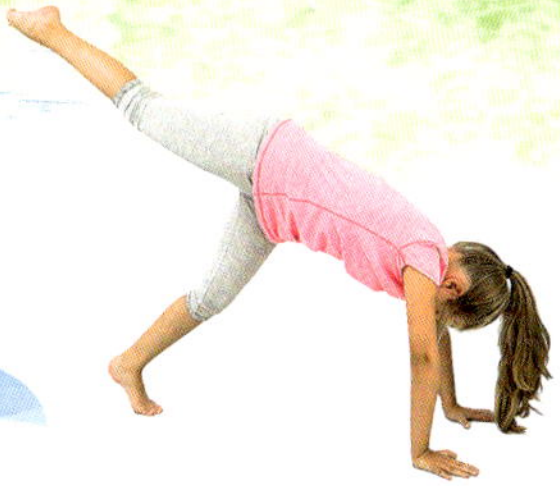

Pieselndes Einhorn, S. 58

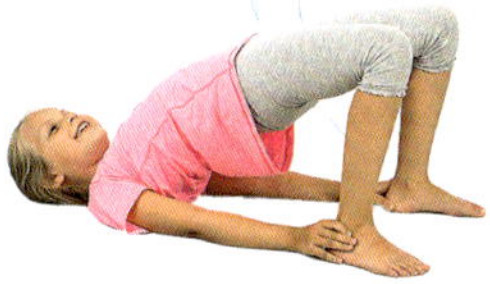

Glitzernder Super-Regenbogen, S. 60

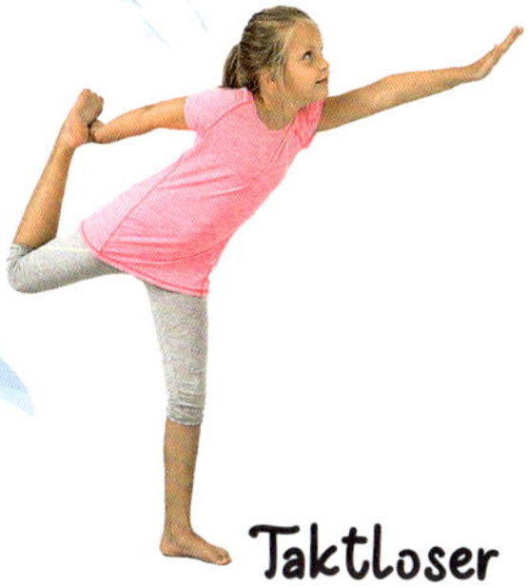

Taktloser Tänzer, S. 62

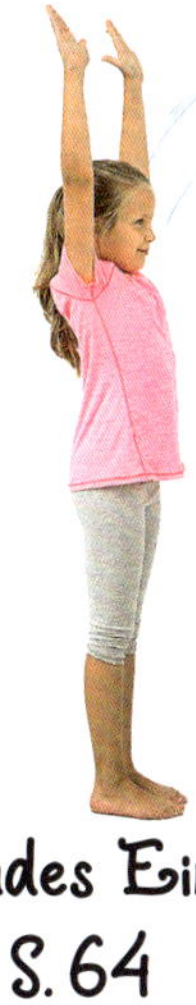

Fliegendes Einhorn, S. 64

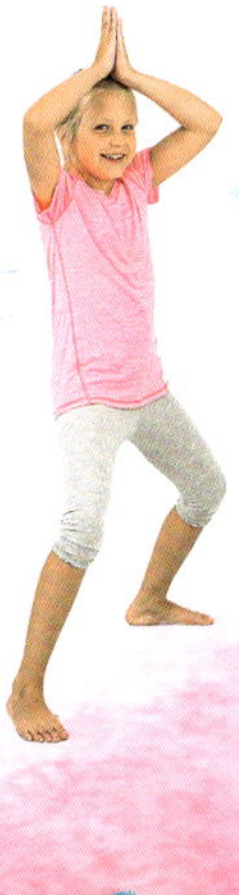

Einhorn-Königin, S. 66

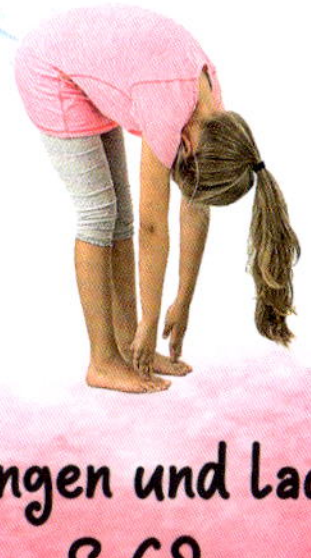

Abhängen und lachen, S. 68

Bist du bereit für eine Fantasie-reise?

Als Belohnung zu jeder Übungseinheit machen wir gemeinsam eine kleine Fantasiereise. Lass dir die Reise am besten von einer vertrauten Person vorlesen, damit du ganz ins Fantasiereich eintauchen kannst.

Bist du bereit für ein Abenteuer? Klasse! Wir treten einen Flug ins Fantasieland an. Wenn man mit dem Flugzeug irgendwohin fliegt, zeigen einem die Flugbegleiter, auf was man alles achtgeben soll. Bei unserer Reise gibt es auch ein paar Sachen, die du wissen musst. Tieschy erklärt dir alles:

Liebe Kinder, wir begrüßen euch an Bord unseres Fluges ins Fantasieland. Bitte macht es euch gemütlich. Gerne könnt ihr euch dazu mit einer Decke zudecken. Wir bringen uns vor dem Start in eine

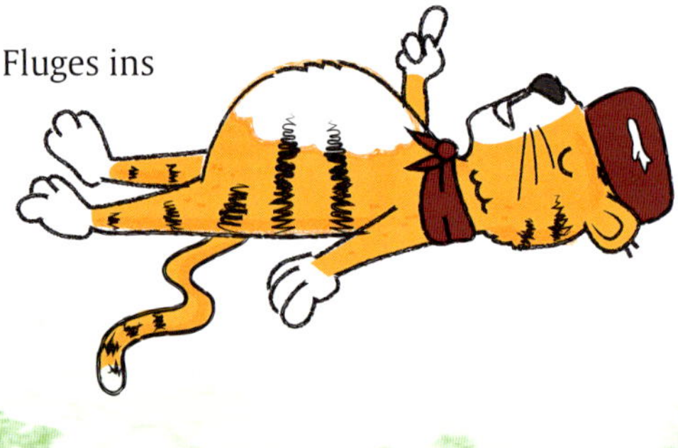

entspannte Position. Dazu legen wir uns auf den Rücken, die Arme liegen neben dem Körper und die Beine sind leicht auseinander. Bitte beachtet, dass Mobiltelefone an Bord unserer Flugzeuge nicht gestattet sind.

Bevor wir unsere Flughöhe erreichen, versuchen wir noch einmal alle Körperteile gleichzeitig anzuspannen. Dabei machen wir mit den Händen Fäuste, heben Arme, Beine und Kopf ein paar Zentimeter von der Matte, machen ein saures Zitronengesicht und spannen alles noch einmal kräftig für drei Sekunden an. Dann machen wir alles gleichzeitig locker und legen Arme, Beine und Kopf ab.

Nun richten wir unsere gesamte Aufmerksamkeit auf unseren Atem. Wir atmen durch die Nase ein, es hebt sich beim Einatmen der Bauch und wird kugelrund, beim Ausatmen senkt sich der Bauch. So geht das immer weiter – ein und aus –, der Bauch wird eine Kugel, der Bauch wird wieder flach. Wir haben soeben unsere Reiseflughöhe erreicht und möchten euch nun mit euren Körperteilen vertraut machen.

Jetzt stellen wir uns vor, wie sich jedes Körperteil nach und nach entspannt. Dabei durchwandern wir in Gedanken unseren Körper von den Füßen bis zum Kopf. Erst werden die Füße in Gedanken entspannt, dann die Beine, der Po, der Rücken, der Bauch, der Brustkorb, die Schultern, die Arme und Hände, dann der Nacken, der Hals, der Kopf und das Gesicht. Am Ende spüren wir, wie der ganze Körper entspannt ist und ein wohliges Gefühl durch ihn hindurchströmt. So locker bleiben wir jetzt bis zur Landung liegen. Meine lieben Kinder, wir bedanken uns für eure Aufmerksamkeit und wünschen euch nun einen angenehmen Flug.

Fantasiereise: Auf dem höchsten Berg im Elfenland

Wir reisen gemeinsam noch mal ins Feenland. Unsere Reise beginnt wieder auf einer wunderschönen Blumenwiese. Du liegst im weichen Gras. Es ist saftig und grün und der Boden ist weich und fühlt sich angenehm unter deinem Rücken an. Es ist ein warmer Frühlingstag. Die Sonne scheint dir ins Gesicht. Der Himmel erstrahlt in hellem Blau. Um dich herum ist ein Blumenmeer in den prächtigsten Farben. Ein sanfter, warmer Wind zieht über die Wiese, der sich angenehm auf deiner Haut anfühlt. Riechst du den Duft der Blumen? Auf der Wiese stehen zwei Apfelbäume, auch sie tragen wunderschöne Blüten. Ein paar Vögel haben es sich in den Ästen gemütlich gemacht und zwitschern fröhlich schöne Frühlingslieder. Hier im Feenland ist es ruhig und friedlich.

Ein paar Schmetterlinge tanzen über das Blumenmeer. Ihre bunten Flügel tragen wunderschöne Muster. Was kitzelt dich denn jetzt an deinen Zehen? Da ist sie wieder, die kleine Elfe Felicitas. Sie trägt ein Kleid aus Blüten, ihre Flügel schimmern im Sonnenlicht. Felicitas kichert und begrüßt dich freundlich: »Wie schön, dass du wieder da bist im Feenland. Heute zeige ich dir den höchsten Berg des Landes.«

Felicitas nimmt dich bei der Hand. Gemeinsam geht ihr barfuß über die Blumenwiese. Ihr kommt zu einer Quelle, das Wasser plätschert sanft vor sich hin und glitzert im Sonnenlicht. Die Elfen der Quelle sammeln in Blütenkelchen das Wasser ein, damit gießen sie die Blumen der Wiese. Freundlich begrüßen sie dich. Gemeinsam trinkt ihr auch ein bisschen Wasser aus den Kelchen. Das ist sehr erfrischend, danach geht ihr weiter.

Vor euch liegt ein Berg. Ein wunderschöner Pfad über Wiesen und Wälder führt euch an die Spitze des Berges. Von dort oben könnt ihr auf das gesamte, herrliche Feenland blicken. Ihr seid der Sonne ganz nah. Hier verweilt ihr einige Zeit. Du merkst, wie die Sonne deinen ganzen Körper erwärmt. Nach und nach spürst du, wie dein Körper die Sonne aufnimmt und dabei warm wird. Erst deine Füße, dann deine Beine, dein Bauch, deine Brust, deine Arme, deine Hände, deine Schultern und dein Gesicht. Felicitas sagt zu dir: »Du darfst dir etwas wünschen, denn hier oben gehen alle Wünsche in Erfüllung.« Nun wünschst du dir etwas und spürst noch einige Zeit lang, wie schön es sich anfühlt, wenn die Sonne dich erwärmt. Wenn du willst, kannst du noch ein bisschen hierbleiben. Danach kannst du dich räkeln und strecken. Dann roll dich auf die Seite und setze dich wieder auf.

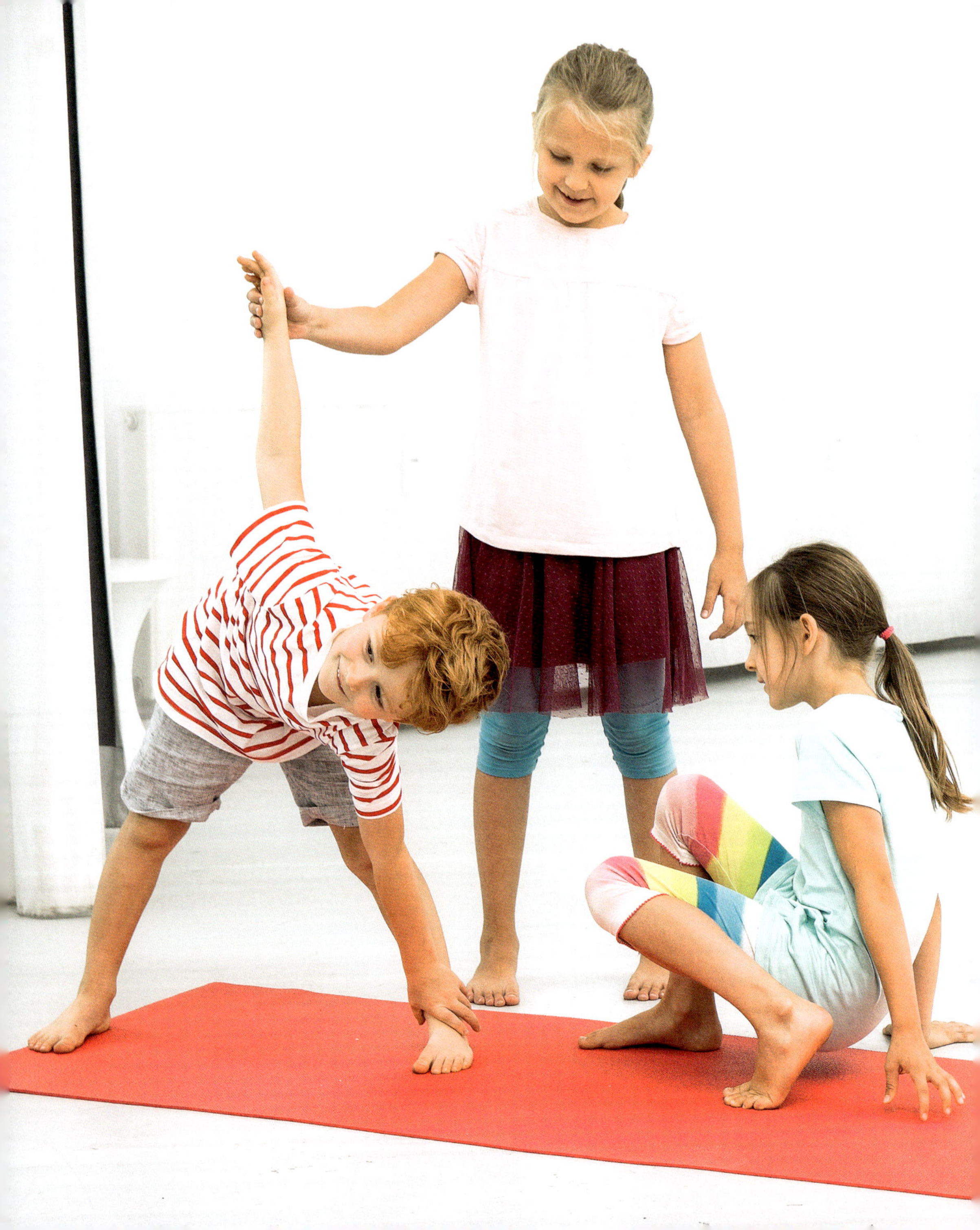

Ahoi, Matrosen!

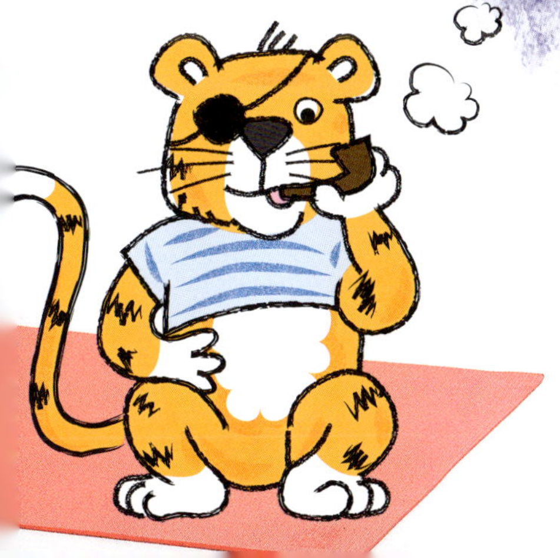

Auf hoher See

Letzten Sommer war ich mit meiner Familie zum ersten Mal am Meer. Das war vielleicht aufregend. Es gab so viel zu entdecken: Quallen, Fische und tolle Buchten. Ich habe Sandburgen gebaut, habe geschnorchelt und mit der Luftmatratze herumgepaddelt. Eines Tages paddelte ich eine Bucht entlang, da entdeckte ich einen Eingang zu einer Grotte. Weil ich neugierig bin, paddelte ich hinein. Ein kleines bisschen mulmig war mir schon. Drinnen traute ich meinen Augen kaum: Da lag vor mir ein riesiges **Schiff (siehe Yogaübung: Schiff, Seite 82).**

Auf dem Deck tummelten sich viele Tiere, ein Papagei schien das Sagen zu haben und kreischte laut und hektisch: »Klar Schiff machen – Anker lichten.« Mir rief er zu: »Matrose, was machst du da noch auf der Luftmatratze? Im Schweinsgalopp in den Mastkorb mit dir.« Hoppla! Was war hier denn los? Aber dieses Abenteuer wollte ich mir auf keinen Fall entgehen lassen, daher kletterte ich an Bord. Über eine lange Leiter krabbelte ich in den Mastkorb. Oben lag ein **Fernrohr (siehe Yogaübung: Durchs Fernrohr gucken, Seite 84)**. Unter mir rasselte die Ankerkette, die Tiere zogen den Anker hoch. Ich spürte, wie das Schiff Fahrt aufnahm, und wir fuhren auf den Ausgang der Grotte zu.

Es ging hinaus aufs Meer. Nach einer Weile kletterte ich hinunter, um mir dieses seltsame Schiff genauer anzusehen. Die Besatzung war ein wirklich lustiger Haufen. Der Papagei hieß Janne und war der Kapitän der Mannschaft. Er wurde recht schnell wütend, war aber im Grunde ein netter Kerl. Am Steuer stand die behäbige, freundliche **Schildkröte** Lars **(siehe Yogaübung: Behäbige Schildkröte, Seite 86)**. Lars war der erste Steuermann und so etwas wie der liebe Opa der Mannschaft. Er erzählte mir, dass er schon seit 60 Jahren auf den Weltmeeren unterwegs war und jeden Winkel kenne.

»Gleich hier, hinter der dritten Welle von links, wohnt mein alter Freund Gustav Schark, der **netteste Hai** im ganzen Atlantik.« Um ihn zu begrüßen, trötete Lars mit dem Schiffshorn und siehe da, ein bebrillter, älterer Haifischherr kam an die Oberfläche und winkte uns mit seiner Flosse zu **(siehe Yogaübung: Netter Hi-Fisch, Seite 88)**. »Hi Lars! Wo geht's denn für dich wieder hin?« Lars grüßte zurück: »Hi Gustav! Wir zeigen dem jungen Matrosen heute das weite Meer.« »Ja, da gibt es viel zu entdecken. Ich wünsche euch eine gute Fahrt, Matrosen. Immer schön nach vorne gucken.«

Da hörte ich ein gewaltiges Knurren, das direkt aus meinen Magen kam. Die frische Seeluft macht hungrig, also ging ich zur Kombüse. Dort traf ich Küchenchef Matts den **Seehund (siehe Yogaübung: Singender Seehund, Seite 90)**. Matts sang in seiner Kombüse beim Kartoffelschälen alte Seemannslieder: »Eine Seefahrt, die ist lustig, eine Seefahrt, die ist schön …« Als er meinen Magen knurren hörte, machte er mir eine Pfanne Bratkartoffeln mit Schiffszwieback.

Gestärkt ging es für mich wieder an die Arbeit in den Mastkorb. Nach einer Weile tauchte in weiter Ferne etwas auf, das so aussah wie eine kleine Insel. Aufgeregt kletterte ich hinunter und sagte Lars am Steuerruder Bescheid. Der ließ sich nicht aus der Ruhe bringen: »Das ist Kai-Uwe, der **Blauwal« (siehe Yogaübung: Chilliger Blauwal, Seite 92)**, erklärte er. »Der entspannt sich wieder mal. Viele verwechseln ihn mit Land. Kai-Uwe ist nämlich 30 Meter lang.« Als wir näherkamen, wurde es immer deutlicher: Ein unfassbar riesiger Fisch schwamm da und sagte zur Begrüßung sachte OM, ließ sich aber nicht aus der Ruhe bringen.

Als ich zurück zum Mast gehen wollte, kam mir eine Krabbe entgegen. Sie war kreidebleich und sah gar nicht gut aus. Deshalb fragte ich sie, ob etwas nicht stimme. Daraufhin meinte sie nur: »Das ist mir jetzt total peinlich, als Tier des Meeres passiert mir das so gut wie nie, aber ich bin seekrank und mir ist schlecht.« **(siehe Yogaübung: Seekranke Krabbe, Seite 94)**

Ich fragte mich bei den Tieren durch und erfuhr, dass die Ärztin an Bord die **Spinne** Frau Dr. Weber war **(siehe Yogaübung: Dr. Spinne, Seite 96)**. Ich schilderte ihr das Problem der Krabbe und sie sagte: »Das kommt in den besten Familien vor, nur redet keiner darüber. Keiner mag es zugeben.« Sie kümmerte sich mit ihren acht Beinen rührend um die seekranke Krabbe.

Beruhigt konnte ich wieder an meine Arbeit gehen. Und kurz darauf erblickte ich tatsächlich eine Insel. Ganz deutlich konnte ich die Kronen von **Palmen** erkennen **(siehe Yogaübung: Stattliche Palme, Seite 98)**. Ich rief: »Land in Sicht!« Als wir näherkamen, sah ich einen wunderschönen, weißen Sandstrand, gesäumt von vielen stattlichen Palmen.

Kapitän Janne, der Papagei (siehe Yogaübung: Kapitän Janne Papagei, Seite 100) flatterte wieder aufgebracht durch die Gegend und gab seiner Besatzung Kommandos: »Klar zum Anlegen an Backbord! Hart Ruder Steuerbord!! Mannschaft Leinen fest!!!« Ich verstand gar nichts, es ging drunter und drüber.

Die Insel war paradiesisch. Die Besatzung schnappte sich ein paar Decken und machte es sich am Strand im Schatten unter einer Palme gemütlich. Seehund Matts sang alte Seemannslieder. Am Abend bauten wir ein **Zelt** auf und ich lauschte den Erzählungen der Tiere über ihre aufregenden Abenteuer auf hoher See **(siehe Yogaübung: Zelt am Strand, Seite 102)**.

Als die Dunkelheit hereinbrach, betrachteten wir die Sterne. Da sagte Schildkröte Lars: »Und jetzt schau genau aufs Meer. Siehst du, wie der **Mond** sich darin spiegelt, es sieht aus wie Millionen funkelnde Diamanten. Deshalb bin ich seit 60 Jahren Steuermann, an diesem Meer werde ich mich nie sattsehen.« **(siehe Yogaübung: Funkelnder Mond, Seite 104)**

Zufrieden schliefen wir ein. Als ich wach wurde, lag ich auf meiner Luftmatratze am Strand, neben mir meine Eltern. Hatte ich das alles nur geträumt?

Schiff

Navasana

- Du sitzt mit geradem Rücken und gestreckten Beinen da. Auch die Fußspitzen strecken!
- Die Beine streckst du dann nach oben aus: Dein Körper sieht jetzt von der Seite aus wie ein V.
- Der Rücken ist gerade und der Bauch angespannt.
- Nun die Arme ausstrecken, sodass sie in einer Linie mit dem Boden sind.

Das größte Schiff, das jemals gebaut wurde, war fast einen halben Kilometer lang. Der Öltanker hieß »Jahre Viking«. Weil der Tanker so groß war, passte er nur in wenige Häfen auf der ganzen Welt.

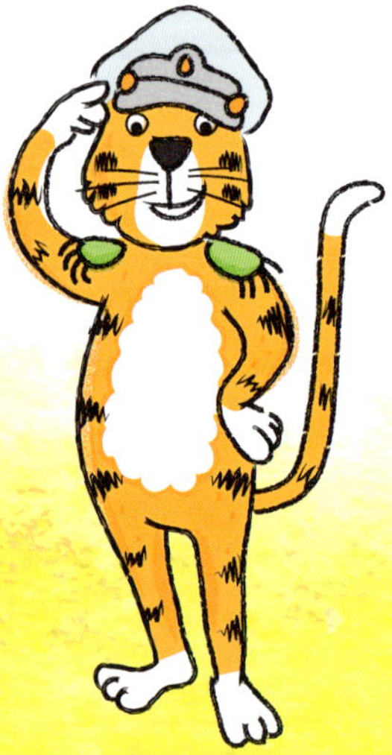

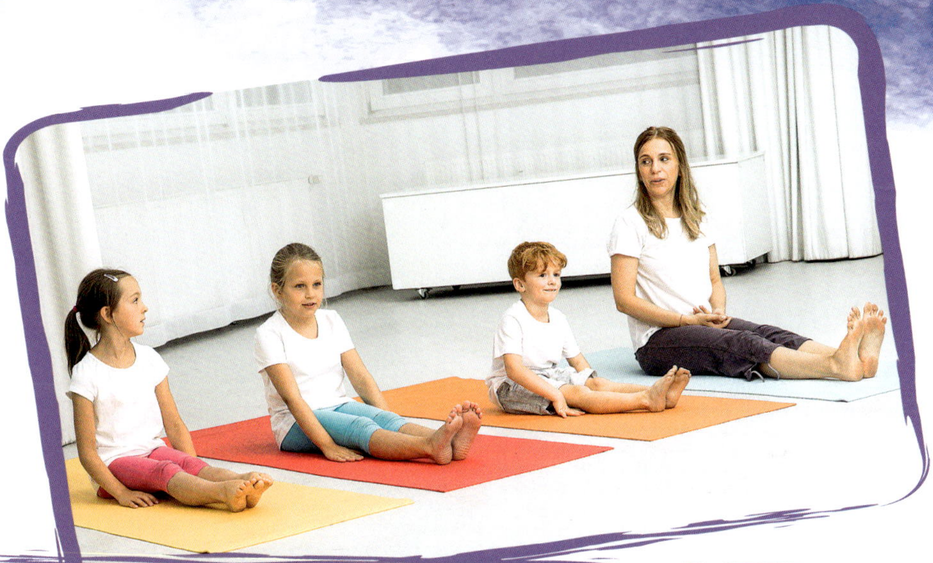

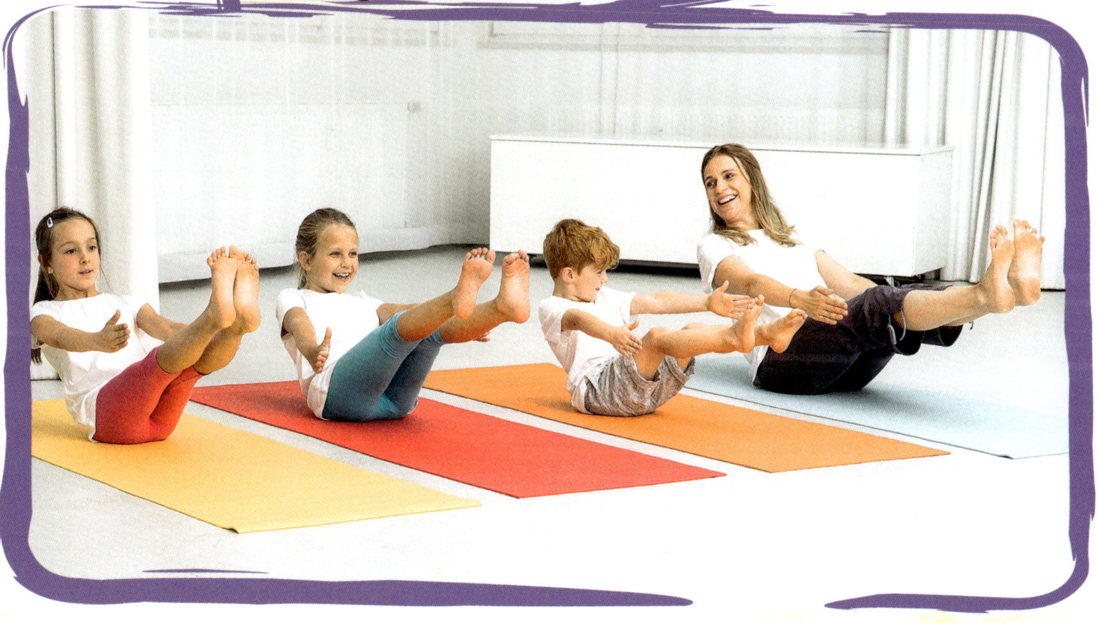

Durchs Fernrohr gucken

Ardha Matsyendrasana

- Du sitzt mit gestreckten Beinen da.
- Hebe dein rechtes Bein über dein linkes und stell den rechten Fuß neben dem linken Knie auf.
- Mit dem linken Arm greifst du um das rechte Knie.
- Dann streckst du den rechten Arm nach oben und drehst dich nach rechts.
- Die Hand legst du dann auf dem Boden ab.
- Kannst du mit deinem Fernrohr nach hinten gucken?
- Mach die Übung auch auf der anderen Seite.

Vor ca. 400 Jahren haben angeblich die Kinder des Brillenmachers Hans Lipperhey das Fernrohr erfunden. Als sie beim Spielen durch zwei unterschiedlich gewölbte Brillengläser geguckt haben, schien der weit entfernte Kirchturm ganz nahe. Papa Hans baute ein Rohr drumherum und fertig war das Fernrohr.

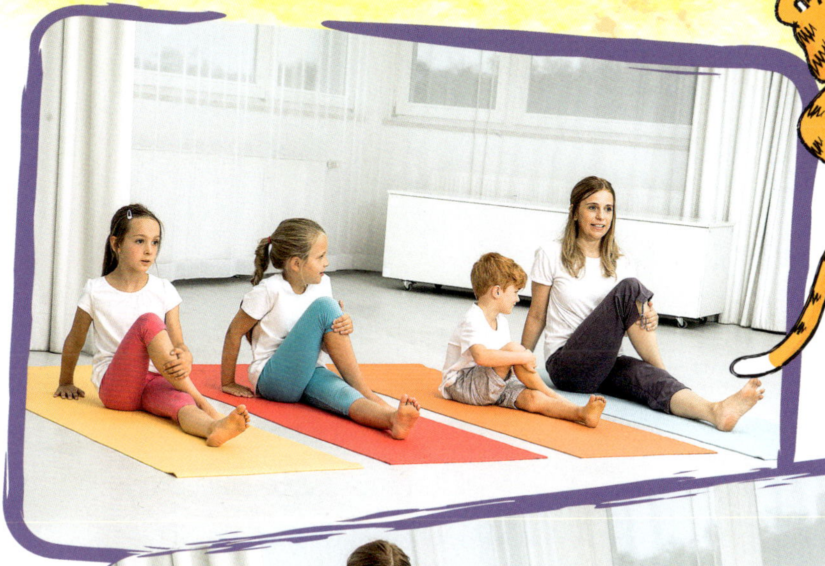

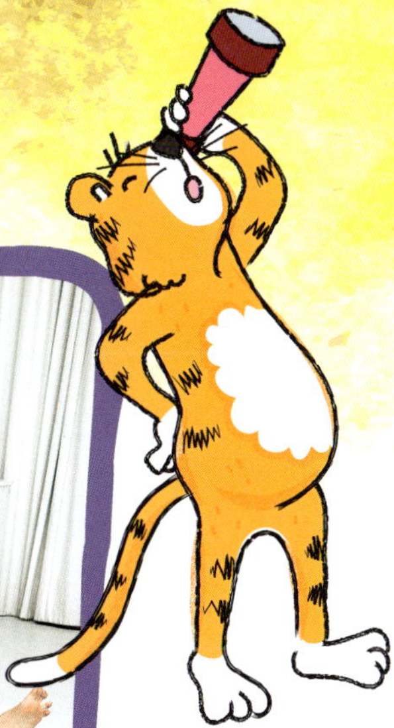

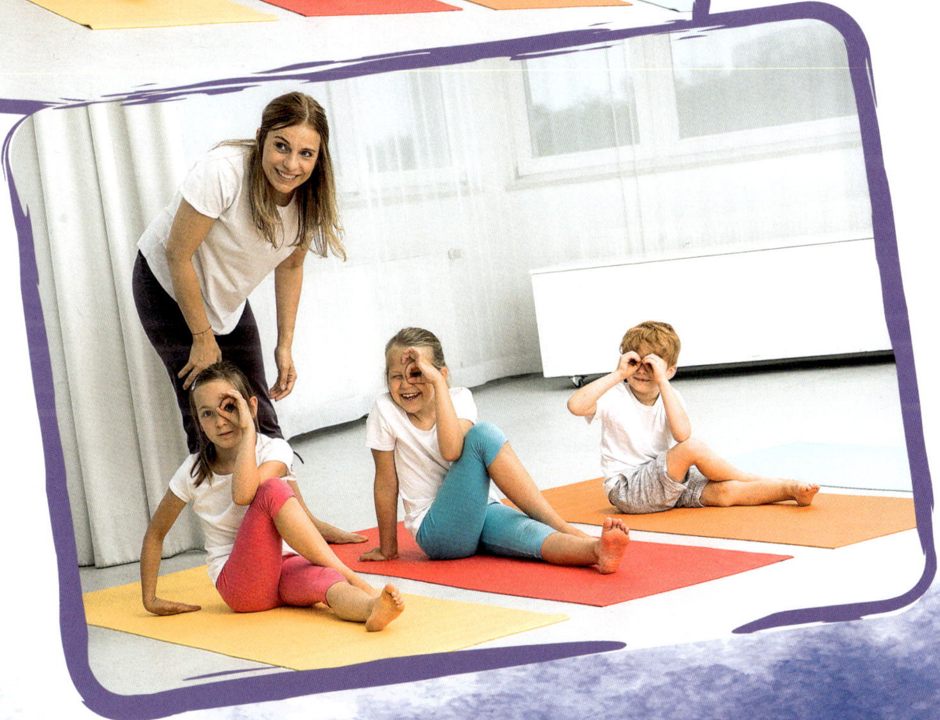

Behäbige Schildkröte

Kurmasana

- Du sitzt aufrecht da und machst mit den Beinen ein V, dann winkelst du die Knie leicht an.
- Danach bringst du Hände und Unterarme von innen unter den Kniekehlen hindurch nach außen.
- Die Handflächen legst du auf dem Boden ab.

Schildkröten gibt es schon seit über 220 Millionen Jahren. Damit sind sie älter als die meisten Dinosaurier. Nur sind Schildkröten wesentlich friedlicher, denn die kämpfen voll lieb: Bei den Galapagos-Riesenschildkröten siegt derjenige, der den Hals am höchsten strecken kann.

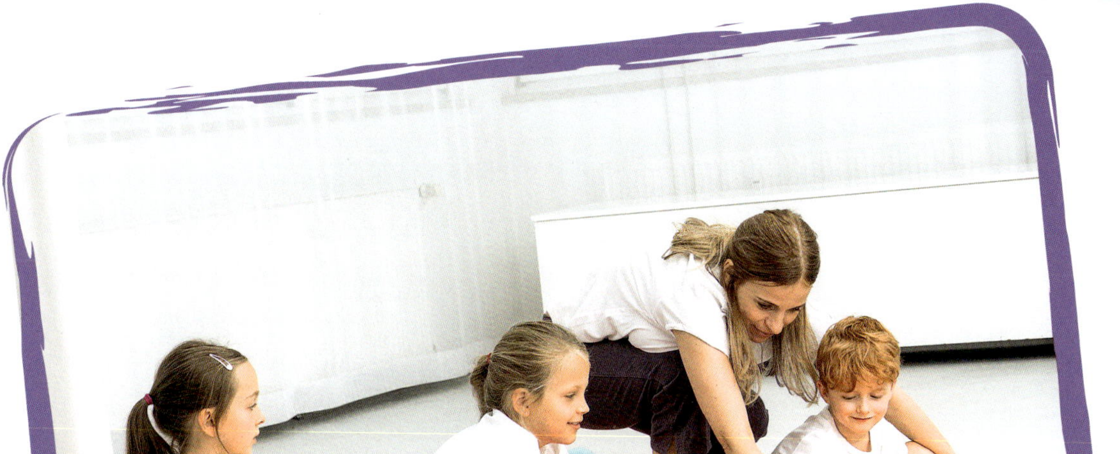

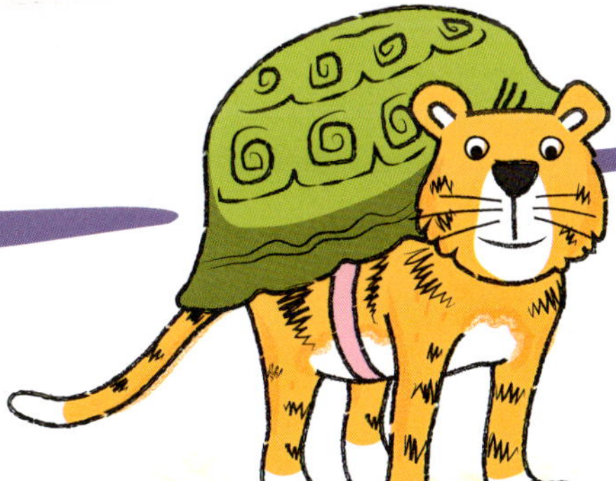

Netter Hi-Fisch

Salabhasana

- Du liegst mit geschlossenen Beinen auf dem Bauch.
- Die Arme liegen neben deinem Körper.
- Nun hebst du den Kopf, den Oberkörper und die Arme nach oben, so weit du kannst.

Viele Menschen haben Angst vor Haien, allerdings kommen Angriffe von Haien sehr selten vor: Viel öfter werden Menschen von anderen Menschen gebissen!

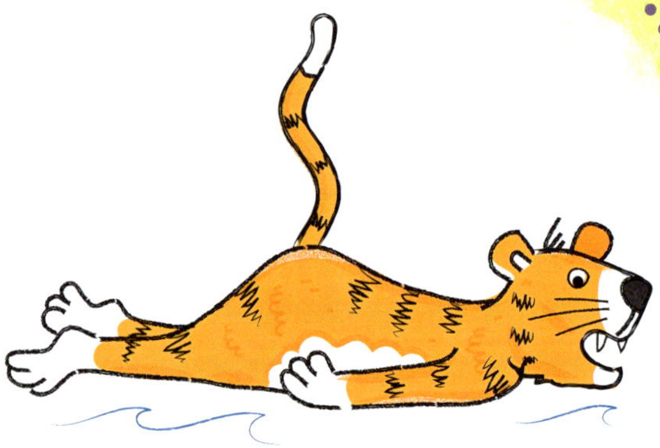

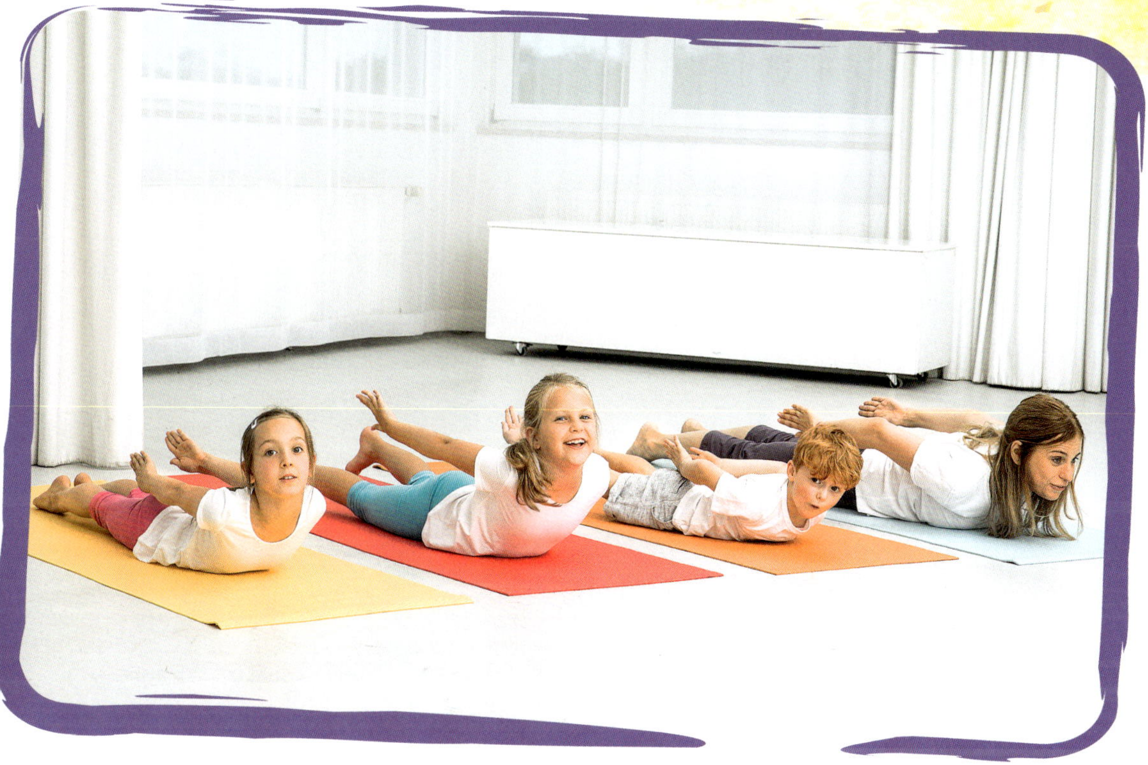

Singender Seehund

Urdhva Mukha Shvanasana

- Du liegst auf dem Bauch.
- Bring deine Hände neben deinen Brustkorb.
- Dann hebst du den Oberkörper, die Hüften und Knie vom Boden.
- Dein Körpergewicht ruht jetzt auf den Händen und dem Vorderbereich der Füße.
- Und jetzt singen. ☺

Seehunde lieben es, sich auszuruhen. Sie sind sogar so gut darin, dass sie es schaffen, unter Wasser ein Nickerchen zu machen. Dabei können sie die Nase und Ohren verschließen, damit kein Wasser eindringen kann. So können sie bis zu 30 Minuten im Meer ein Schläfchen machen. Das hört sich gemütlich an.

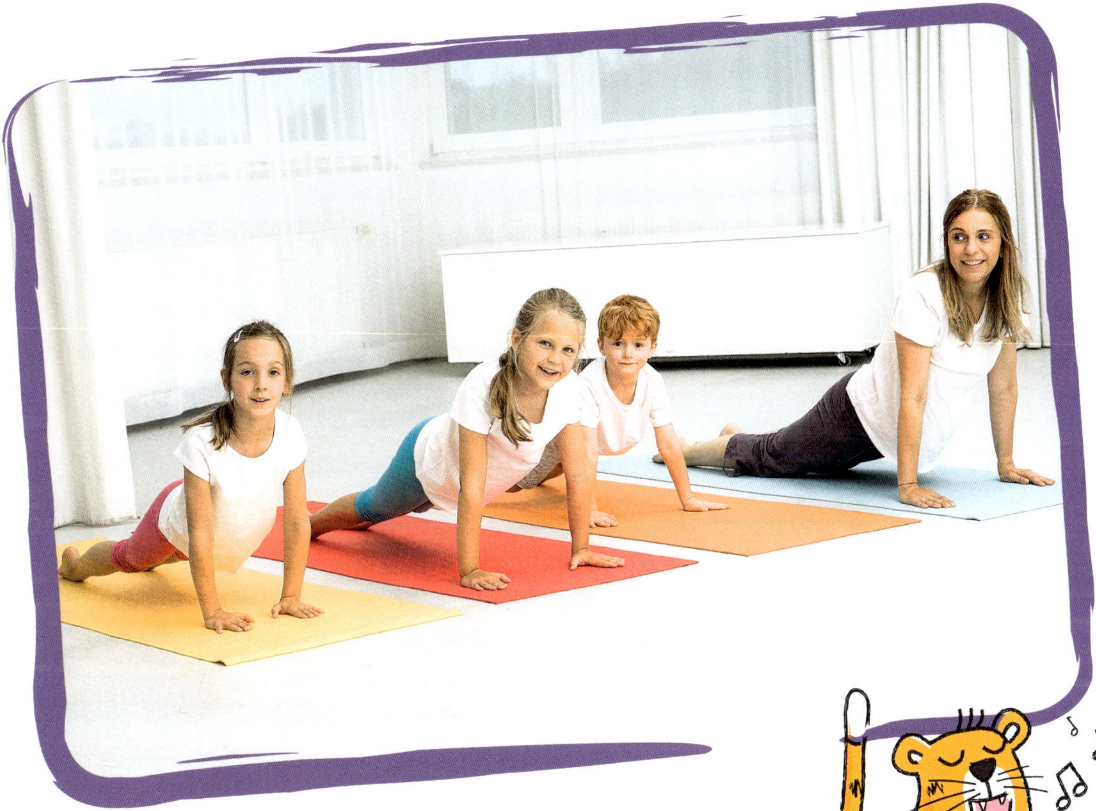

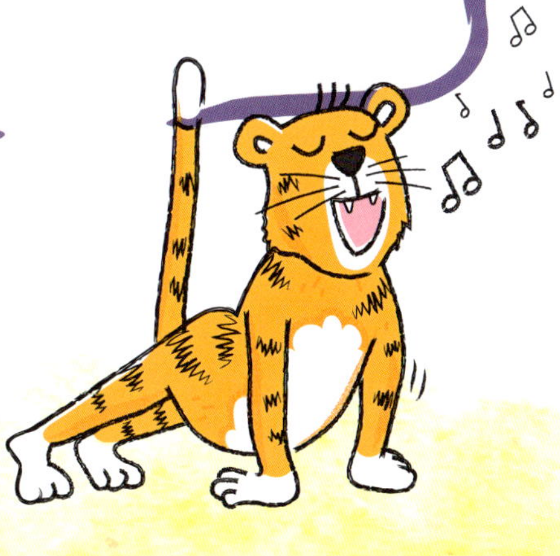

Chilliger Blauwal

Sethu Bandhasana

- Du liegst auf dem Rücken.
- Stelle deine Füße dicht hinter deinem Po auf.
- Lege die Hände neben den Po und drücke die Handflächen in den Boden.
- Danach hebst du den Po an.
- Wirbel für Wirbel rollst du deinen Rücken vom Boden weg.
- Wale stoßen Wasserfontänen aus: Dazu heben wir abwechselnd ein Bein an.

Von allen Tieren auf der großen, weiten Welt ist der Blauwal das größte und schwerste. Schon bei seiner Geburt ist ein Blauwalbaby etwa 7 Meter lang und 2 Tonnen schwer, so viel wie ein großes Auto. Es braucht pro Tag bis zu 230 Liter Milch – das sind eine Menge Milchtüten! Ein ausgewachsener Blauwal braucht ungefähr 4 bis 8 Tonnen Nahrung täglich.

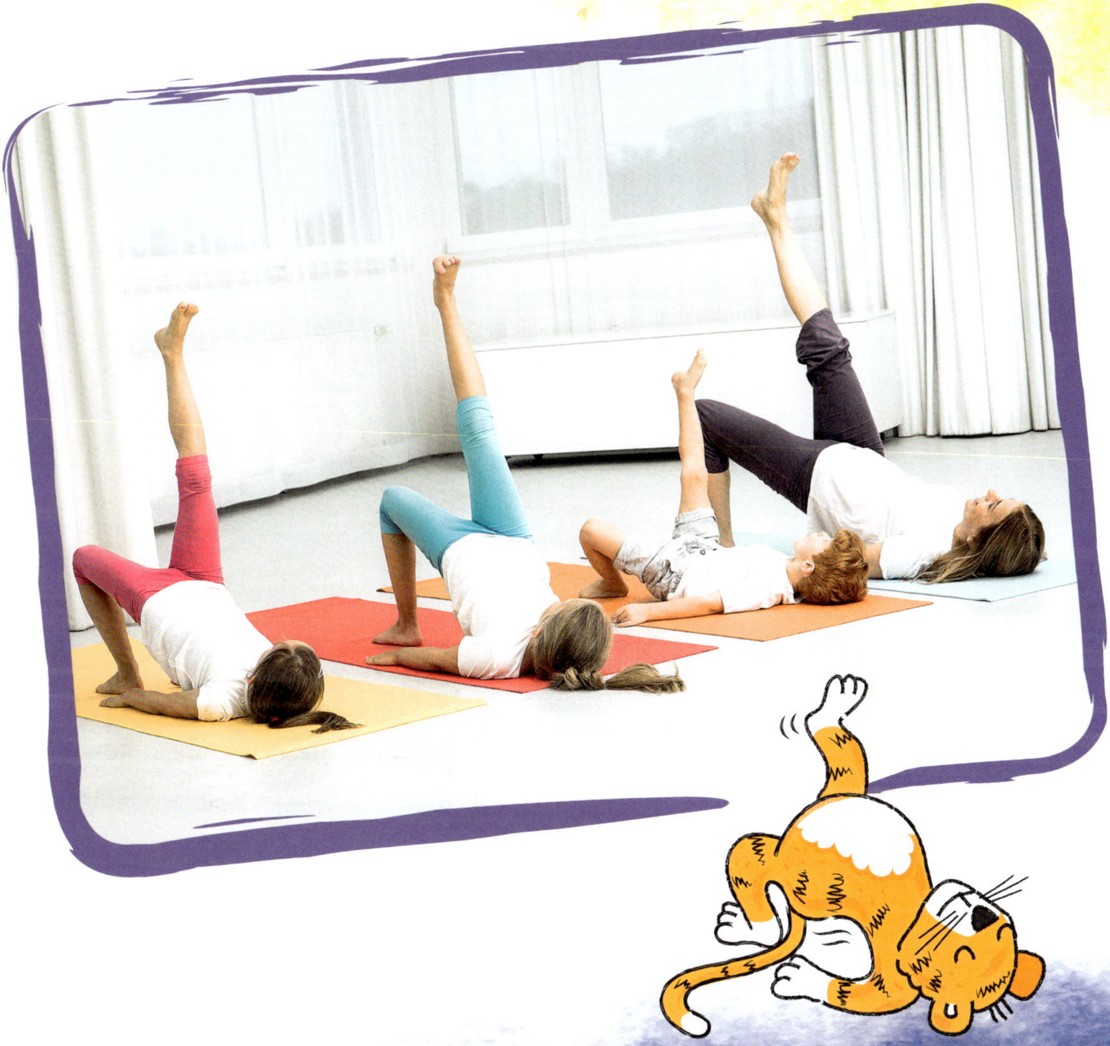

Seekranke Krabbe

Chatus Pada Pitham

- Du sitzt wieder mit ausgestreckten Beinen auf dem Boden.
- Deine Hände sind hinter deinem Körper aufgestützt, die Finger zeigen nach vorne.
- Du ziehst dann die Füße heran und hebst den Po an.
- Nun mache wie eine Krabbe ein paar Schritte von einer Seite zur anderen.

Bei Blaukrabben kann man Männlein und Weiblein supergut auseinanderhalten. Falls dir mal welche über den Weg laufen, guck genau hin: Männliche Blaukrabben haben blaue Scherenspitzen und die weiblichen rote. Sieht ein bisschen so aus, als hätten sie sich schick gemacht und sich die Nägel lackiert.

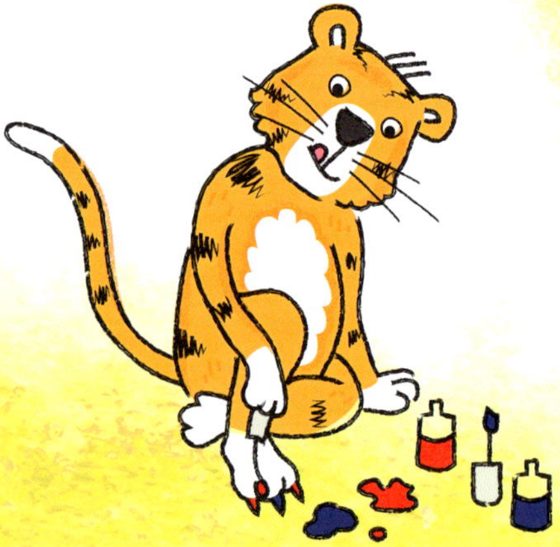

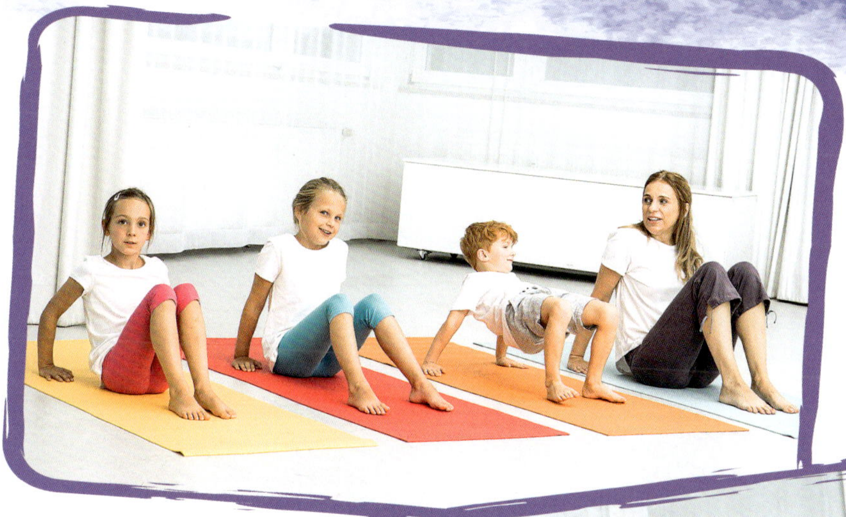

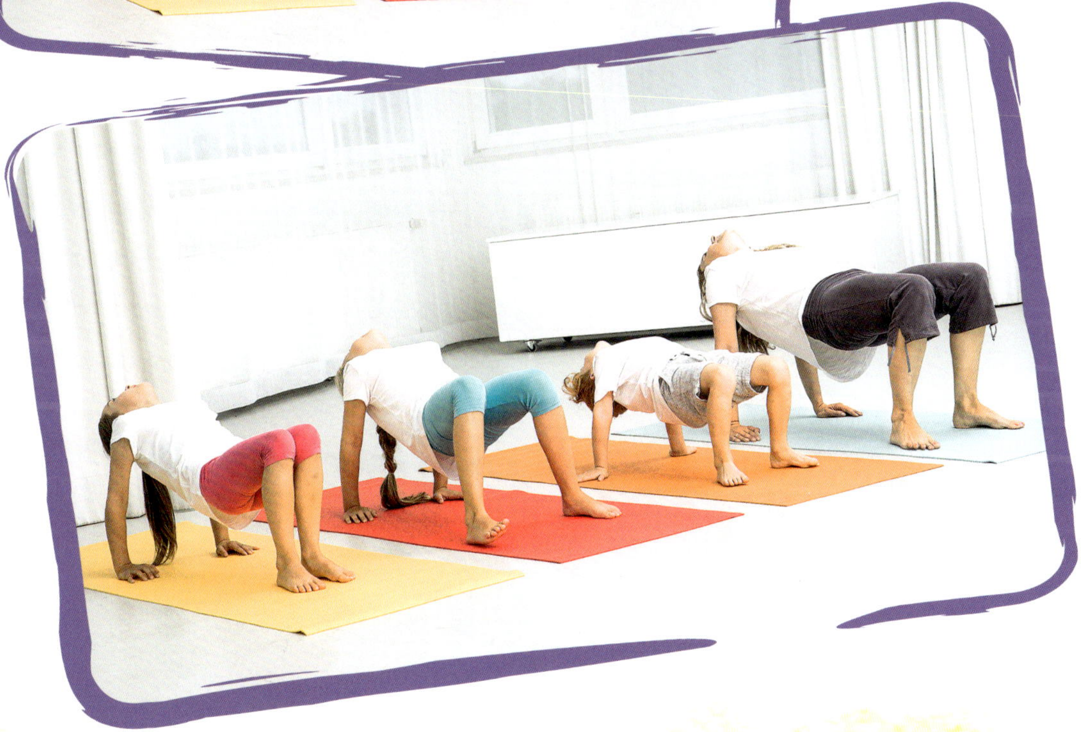

Spinne

Malasana

- Du stehst aufrechte da, die Füße sind hüftbreit voneinander entfernt.
- Dann gehst du in die Hocke.
- Fußsohlen und Fersen bleiben fest auf dem Boden.
- Bring die Ellbogen auf die Innenseite der Knie und lege die Handflächen aneinander. Das nennt man die Namaste-Haltung, Namaste ist ein indischer Gruß.
- Halte den Oberkörper aufrecht.

Man mag es kaum glauben, aber Spinnenseide ist stärker als Stahl, und zwar gleich fünfmal so stark. Würde man ein richtig großes, dickes Netz aus Spinnenseide bauen können, glauben Forscher, könnte dieses sogar ein abstürzendes Flugzeug auffangen.

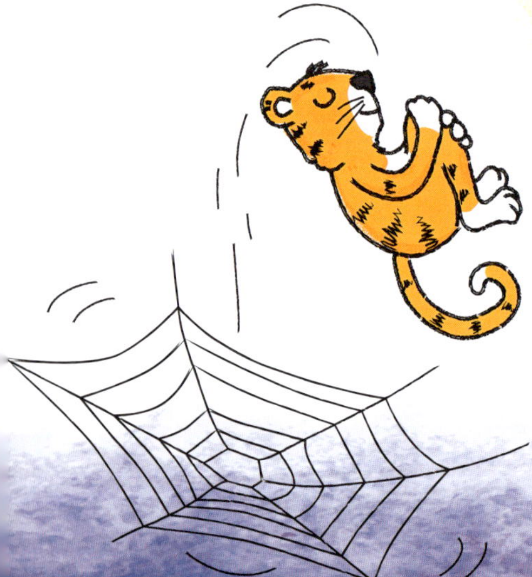

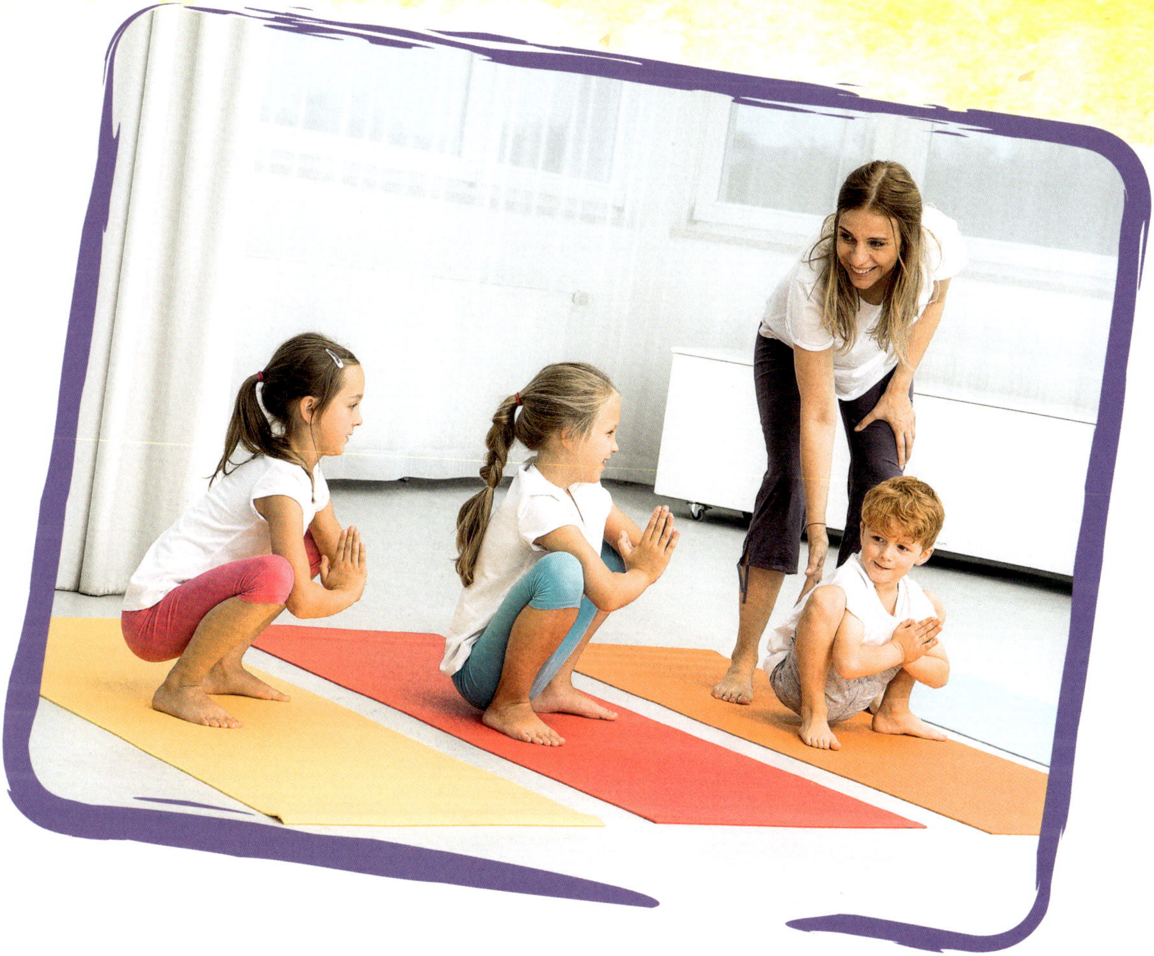

Stattliche Palme

Vrikshasana

- Erst stehst du aufrecht da. Dann verlagerst du dein Gewicht auf einen Fuß.
- Den anderen Fuß löst du vom Boden und legst die Fußsohle an die Innenseite des Standbeins. Das kann irgendwo am Unter- oder Oberschenkel sein, je nachdem, wie du es am besten hinkriegst.
- Deine Hände faltest du nun vor deinem Herzen und schiebst sie dann so weit wie möglich über deinen Kopf in den Himmel hinauf – wie die Krone einer Palme.
- Wenn du das eine Zeit lang gemacht hast, kannst du die Seite wechseln.

Die bekanntesten und leckersten Früchte, die auf Palmen wachsen, sind übrigens Datteln (lecker) und Nüsse, die gar keine sind. Wie jetzt? Kokosnüsse! Eigentlich sind sie gar keine Nüsse, sondern Steinfrüchte, und so fühlen sie sich auch an, wenn sie einem auf den Kopf fallen.

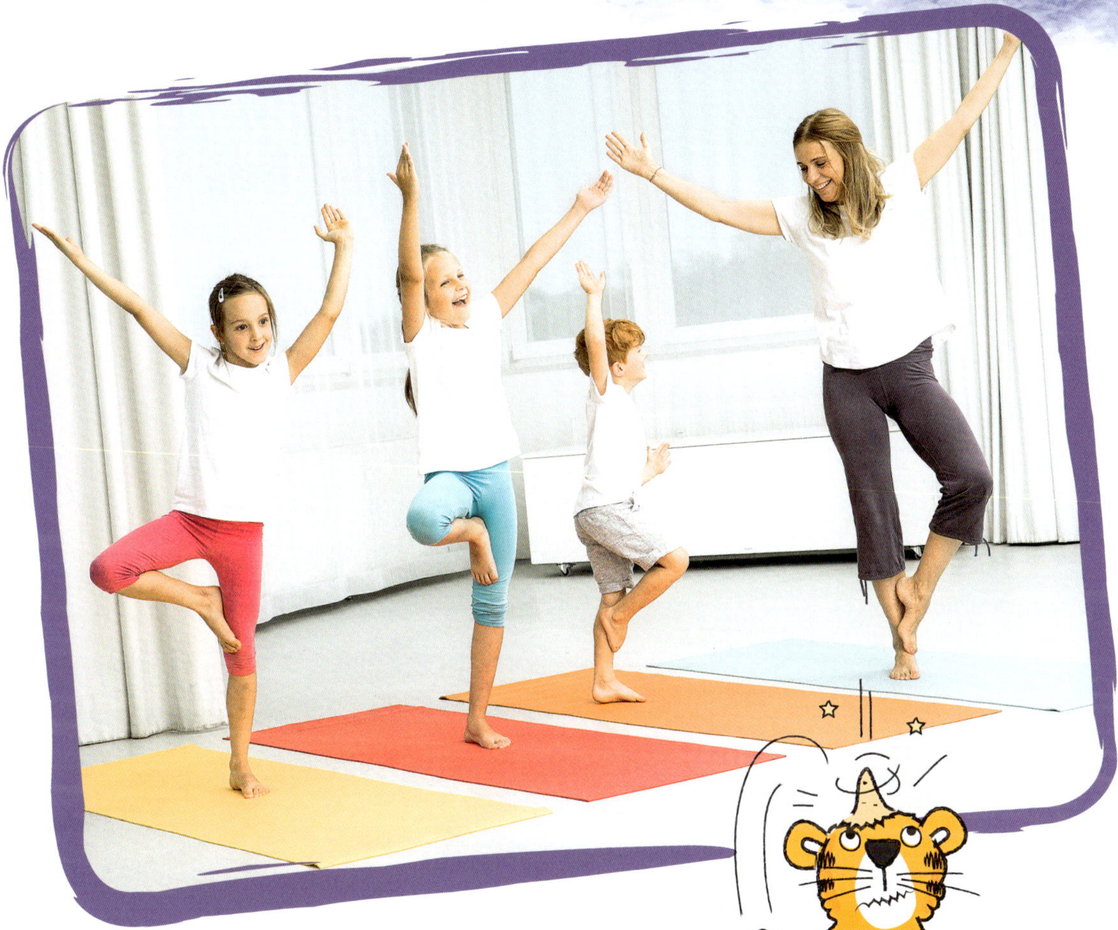

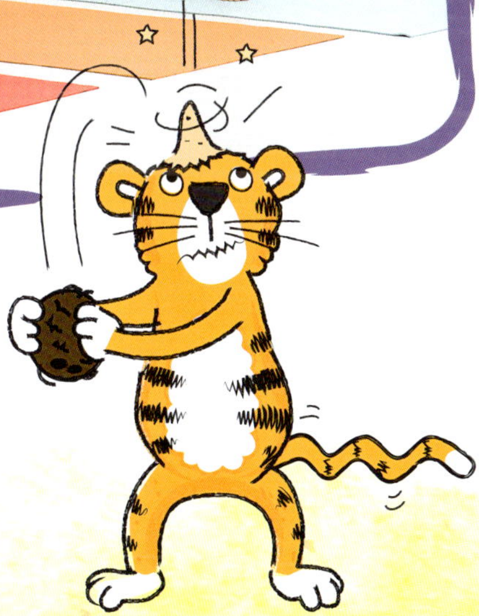

Kapitän Janne Papagei

Virabhadrasana III

- Du stehst aufrecht da.
- Hebe ein Bein und strecke es nach hinten.
- Gleichzeitig beugst du dich nach vorne und nimmst die Arme mit nach vorne.
- Bringe die Hände vorne zusammen. Dein Bein und deine Arme sollen eine Linie ergeben.
- Nach ein paar Atemzügen machst du dasselbe auf der anderen Seite.

Papageien gehören zu den intelligentesten Vögeln der Welt, außerdem können sie mit 80 Jahren älter werden als ihre Besitzer. Im Rheinland gibt es Gruppen von freilebenden Papageien, wie zum Beispiel die Halsbandsittiche im Kölner Stadtgebiet. Sie sind sehr wahrscheinlich ihren Besitzern weggeflogen oder freigesetzt worden. Jetzt gibt es Hunderte von ihnen.

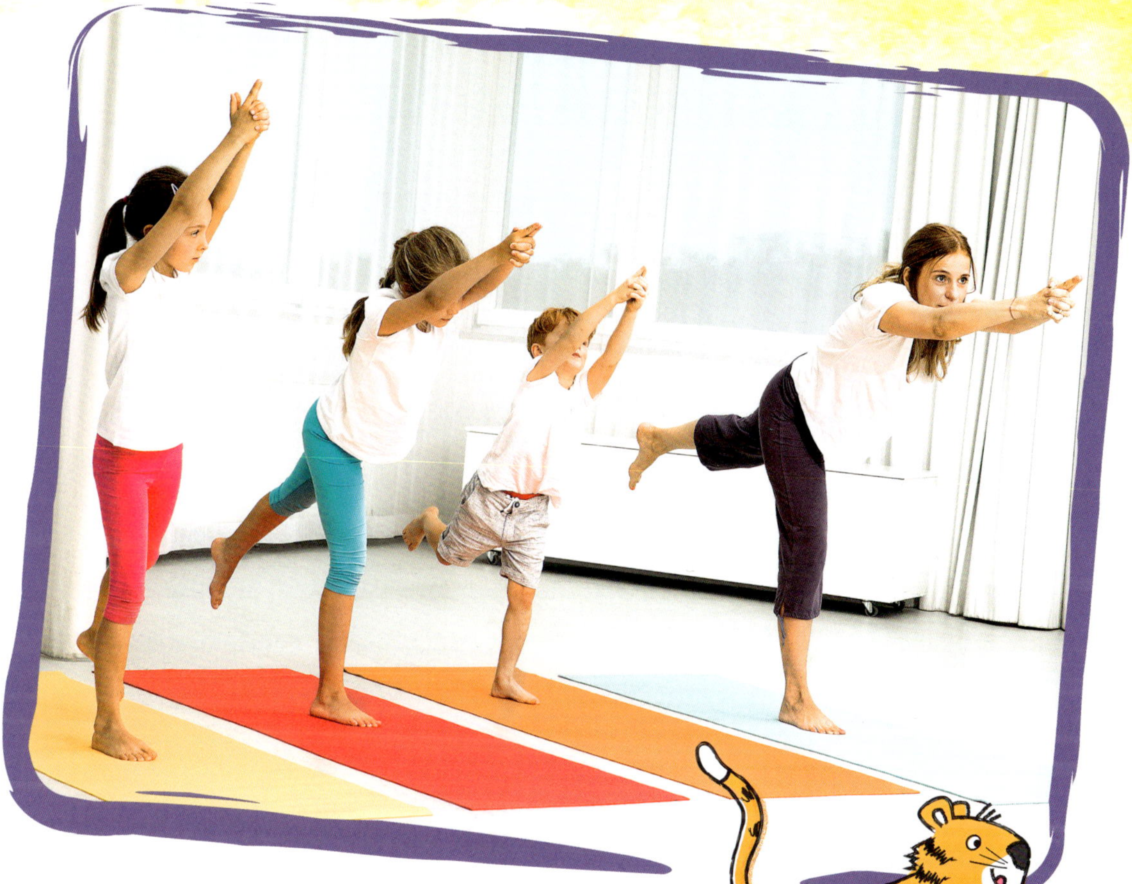

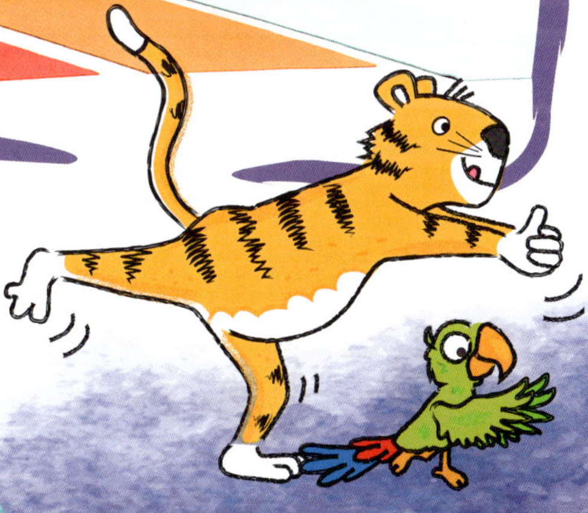

Zelt am Strand

Dandayamana – Bibhaktapada – Paschimottanasana

- Stehe aufrecht da und bringe die Beine weit auseinander.
- Dann beuge dich von der Hüfte aus nach unten.
- Bring die Hände zum Boden und senke deinen Kopf. Kannst du ihn auf dem Boden ablegen?

Es gibt Menschen, die zelten nicht nur im Urlaub – sie leben immer im Zelt. Solche Völker nennt man Nomaden, sie wohnen nicht an einem festen Ort, sondern ziehen dauernd umher. Da ist so ein Zelt natürlich viel praktischer als ein Haus. Zu diesen Völkern gehören die Indianer in Amerika, die Beduinen in der Wüste Afrikas, die Mongolen in Asien oder die Samen ganz im Norden von Europa.

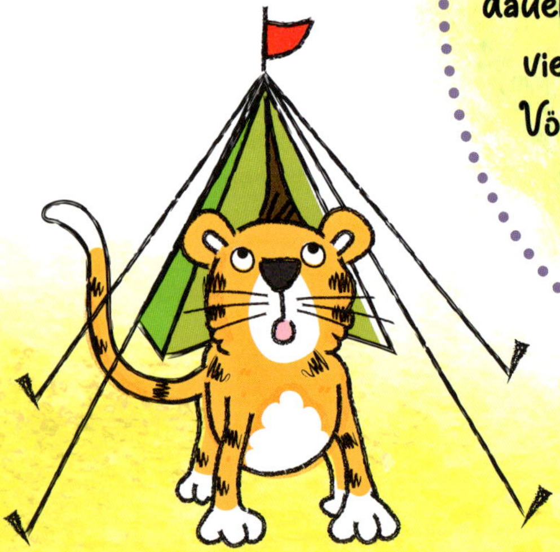

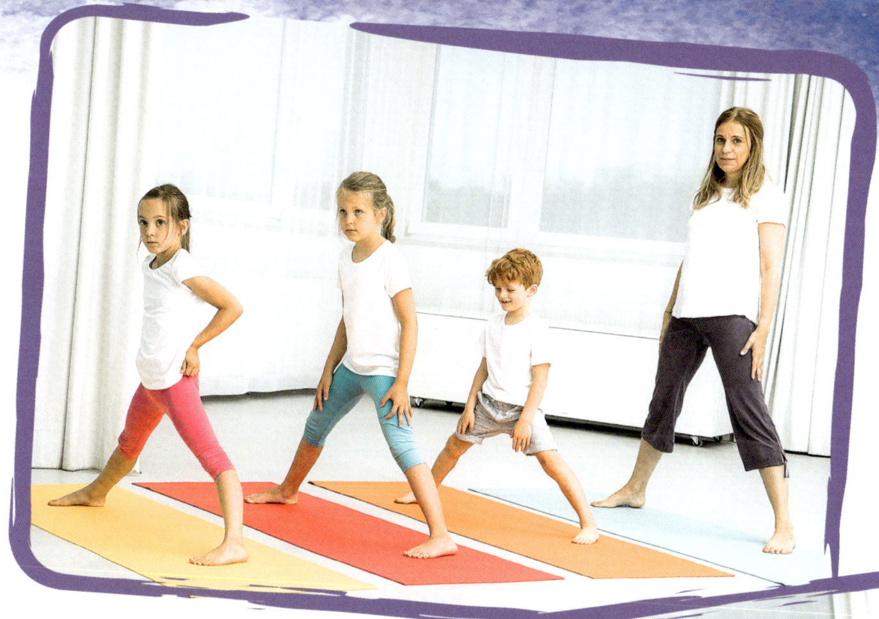

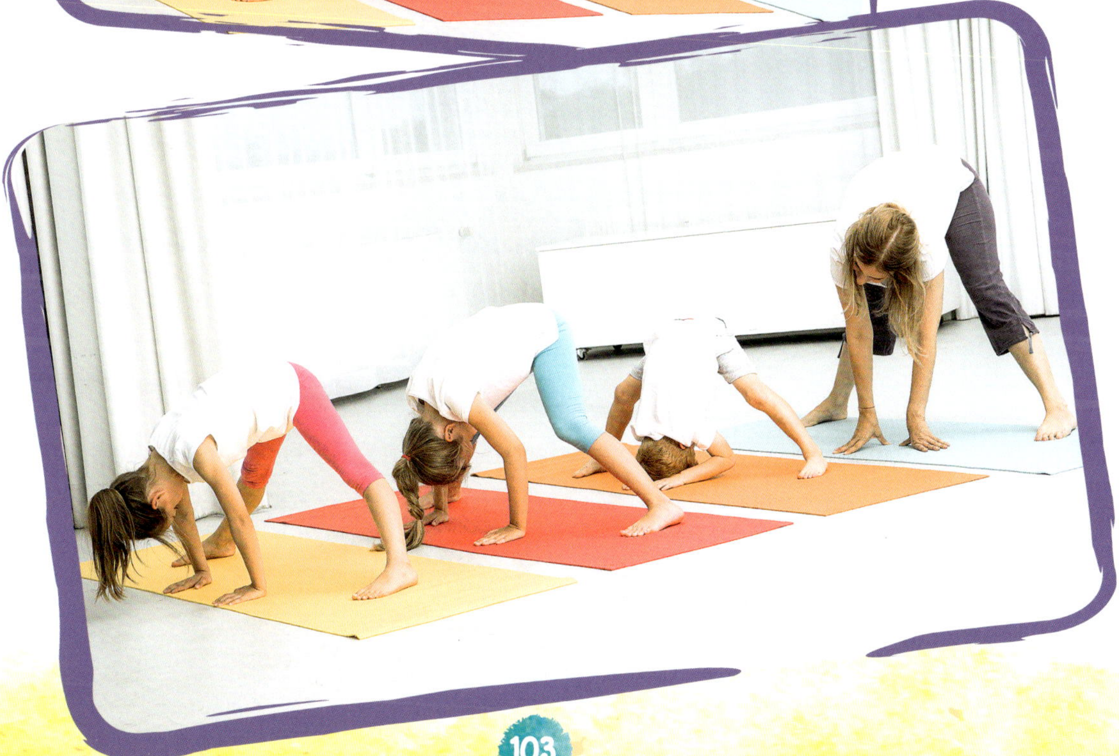

Funkelnder Mond

Parsva Urdhva Hastasana

- Du stehst erst mal schulterbreit da und bringst deine Hände über dem Kopf zusammen.
- Strecke dich nach oben und schiebe die Hüfte nach rechts außen, so weit es geht.
- Dabei beugst du den Oberkörper mit den gestreckten Händen automatisch etwas nach links und es zieht ein bisschen in der rechten Seite.
- Halte die Übung ein paar Atemzüge und dann wiederhole sie auf der anderen Seite.

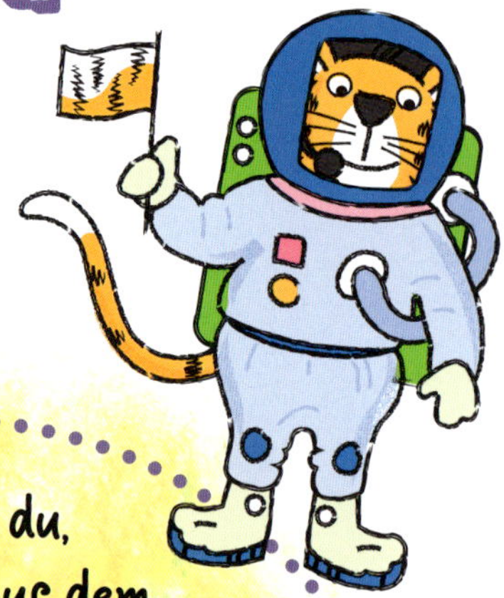

Wusstest du, dass ein Tag auf dem Mond ca. einen Monat dauert? Auf der Erde dauert es ca. 24 Stunden von einem Sonnenaufgang bis zum nächsten. Aber auf dem Mond ticken die Uhren etwas anders, da vergeht von einem Sonnenaufgang zum nächsten ein voller Mondmonat – in etwa 29,5 Tage. Die ersten Menschen sind übrigens vor über 50 Jahren auf dem Mond gewesen.

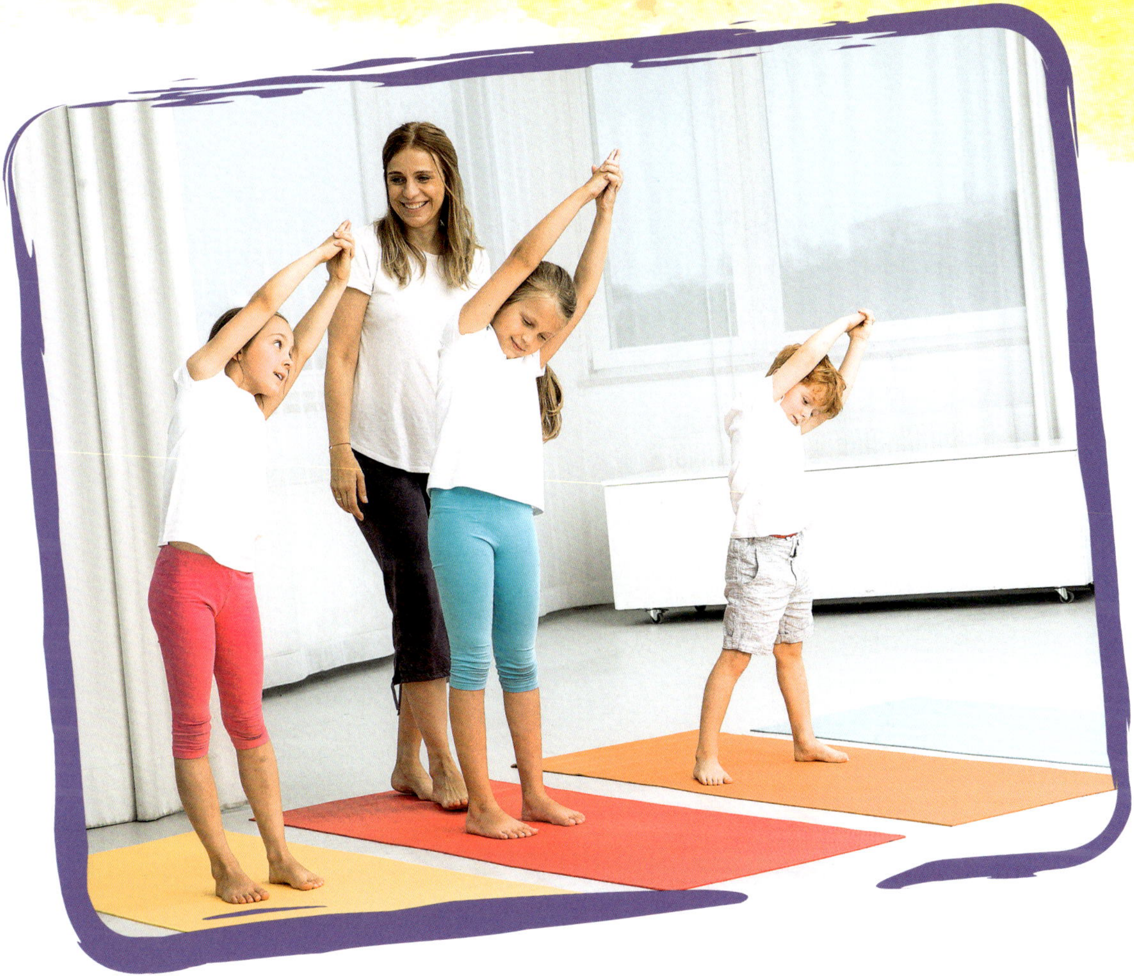

Ahoi, Matrosen

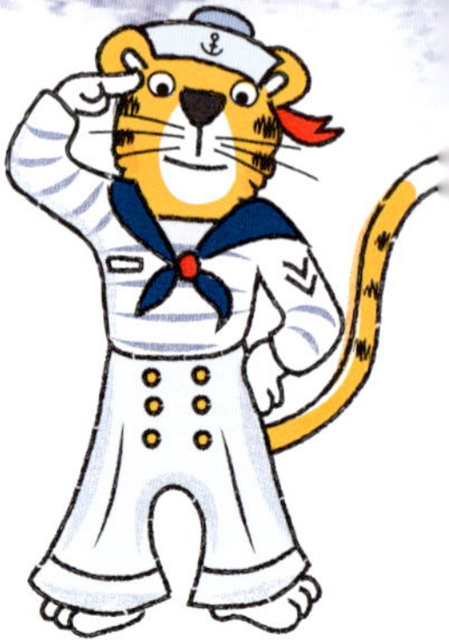

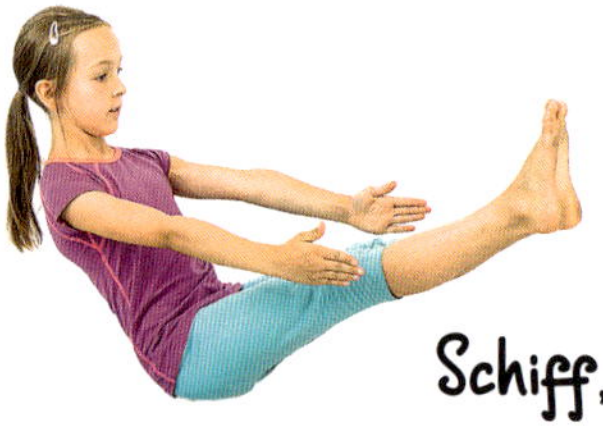

Schiff, S. 82

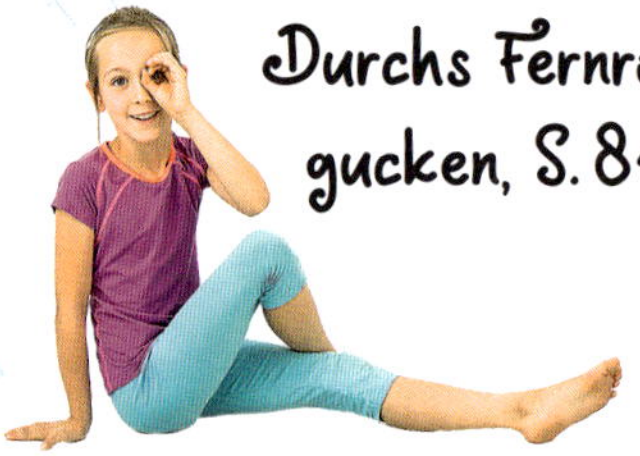

Durchs Fernrohr gucken, S. 84

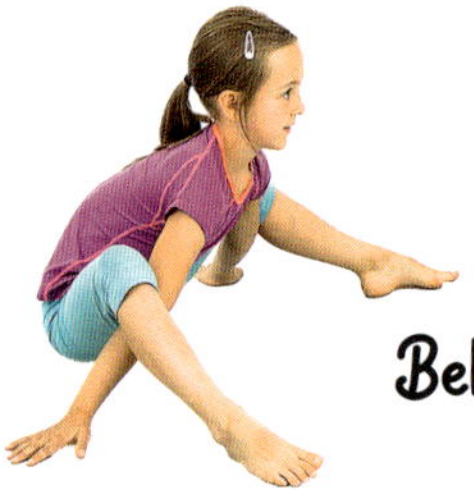

Behäbige Schildkröte, S. 86

Netter Hi-Fisch, S. 88

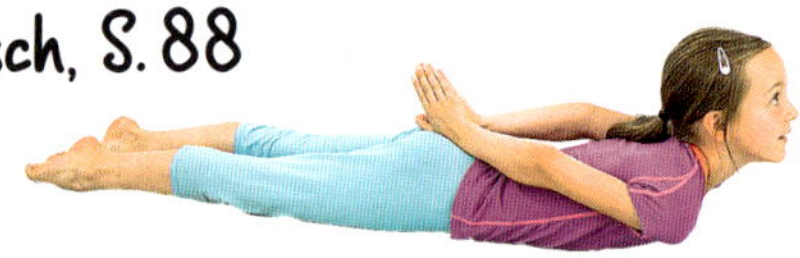

Singender Seehund, S. 90

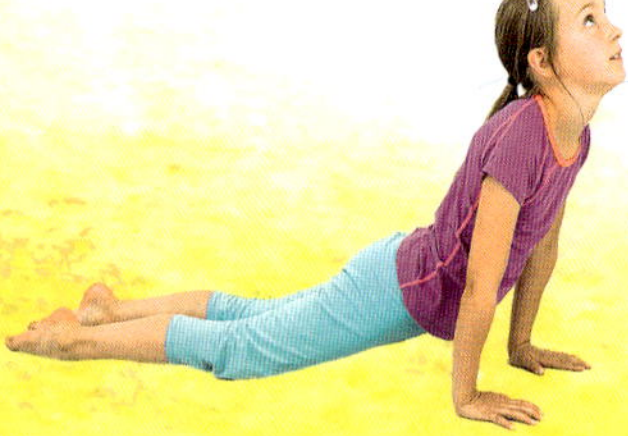

Chilliger Blauwal, S. 92

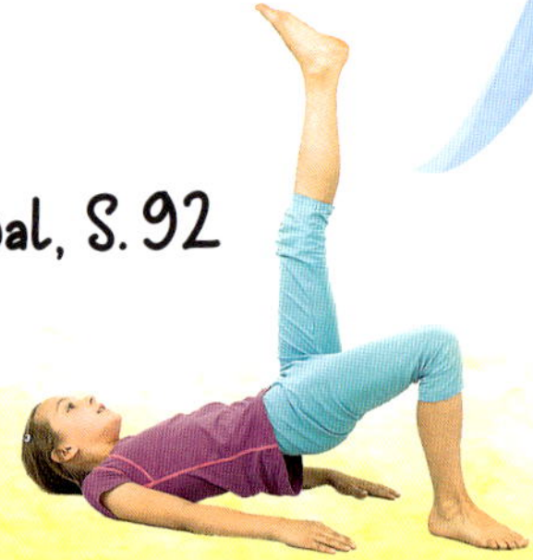

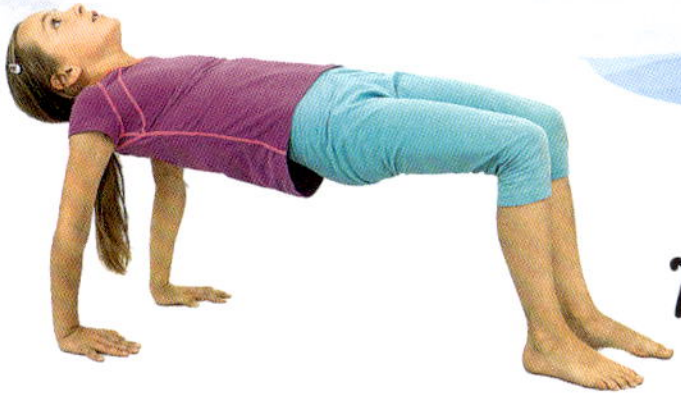

Seekranke Krabbe, S. 94

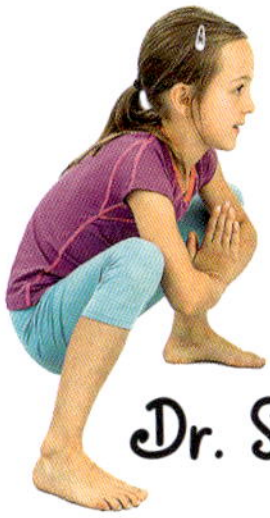

Dr. Spinne, S. 96

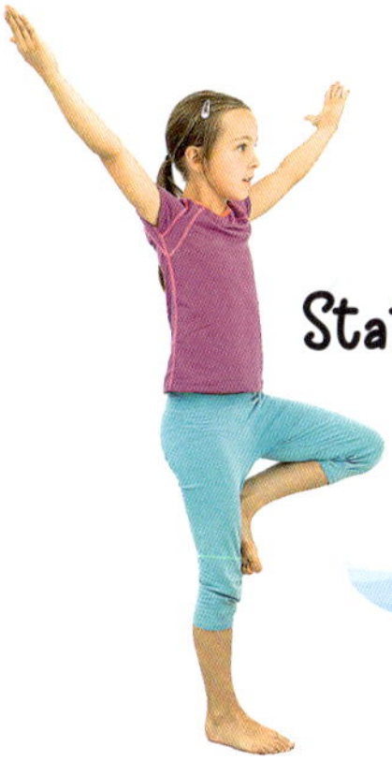

Stattliche Palme, S. 98

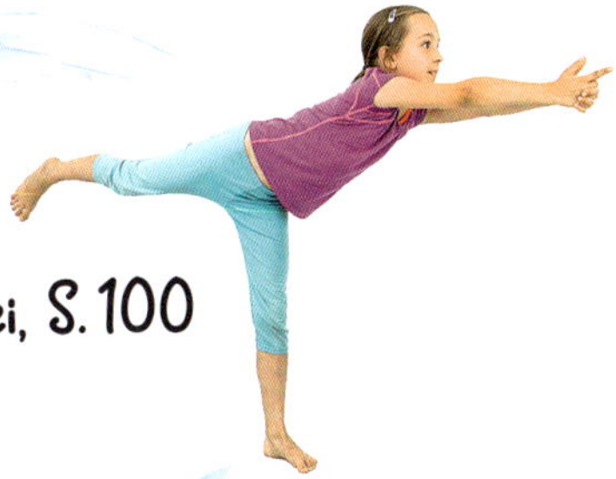

Kapitän Janne Papagei, S. 100

Zelt am Strand, S. 102

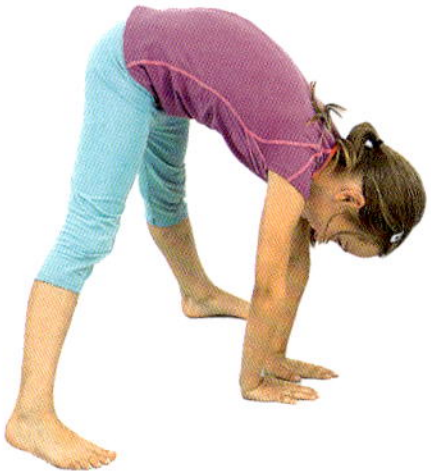

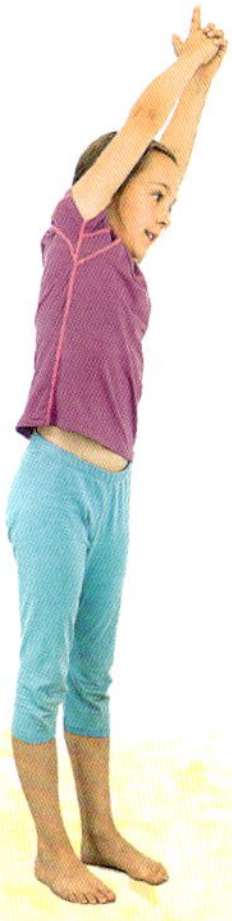

Funkelnder Mond, S. 104

Fantasiereise: Der Piratenschatz

Seemänner, seid ihr bereit?! Wir sind auf einem echten alten Piratenschiff. Du bist der Kapitän und stehst am Steuerrad. Der Hafen liegt schon hinter uns. Es bläst ein leichter, angenehmer Wind, der uns nun übers Meer trägt. Es ist ein schöner, sonniger Tag und du spürst die warme Luft auf deiner Haut. Mit deinem Fernrohr kannst du in die unendlichen Weiten des Ozeans blicken. Unter dir sind die Wellen und das tiefe, blaue Meer. Du hörst das Rauschen des Wassers. Du atmest ein, deine Lungen füllen sich mit frischer Meeresluft. Du spürst, wie sie deinem Körper guttut.

Dort an deinem Steuerrad mit dem Blick auf den Ozean fühlst du dich wie der König der Meere. Die Sonne scheint auf das Meer und glitzert, als wären Tausende Edelsteine darin. Neben dir erscheinen drei Delfine, sie springen auf und ab und machen dabei freundliche Quietschgeräusche. Sie wollen dir etwas zeigen, also folgst du ihnen über den Ozean. Durch dein Fernrohr entdeckst du eine kleine Insel. Dahin wollen dich die Delfine also führen. Am Strand der Insel findest du eine Stelle zum Ankern und du gehst an Land. Der Sand unter deinen Füßen ist schön warm. Es ist angenehm, wenn deine Fußsohlen ihn berühren.

Du setzt dich an den Strand, hörst den Wellen zu, wie sie sanft im Takt rauschen, und siehst, wie die Möwen übers Meer segeln. Da fliegt ein wunderschöner, farbenfroher Papagei mit einem langen Schwanz. Er landet neben dir und sagt: »Komm mit mir mit, ich führe dich zu einem Schatz.«

Mit dem Papagei auf der Schulter gehst du ins Landesinnere. Dort ist alles wunderschön grün, du bist in einem Dschungel. Um dich herum sind Pflanzen mit den schönsten Blüten der Welt und vor dir fliegt sachte ein wunderschöner Schmetterling. Du kommst zu einem kleinen Wasserfall. Der Papagei krächzt: »Dahinter liegt der Schatz.« Du trittst unter den Wasserfall, sanft massiert das Wasser deine Schultern. Hinter dem Wasserfall ist eine Höhle. Du gehst hinein und entdeckst eine alte Holzkiste. Du öffnest sie und darin liegt ein funkelnder Schatz, eine Kiste voller Edelsteine. Sie funkeln dich in bunten Farben an.

Der Schatz ist der Ort in deinem Inneren, an dem immer Ruhe herrscht, auch wenn es in der Welt noch so hektisch zugeht. Nun kennst du den Weg und kannst immer hierherkommen, wenn du willst. Du musst nur die Augen zumachen und dir vorstellen, wie du wieder an diesen ruhigen Ort kommst.

Wenn du willst, kannst du noch ein bisschen hierbleiben. Danach kannst du dich räkeln und strecken und über die Seite langsam zum Sitzen kommen.

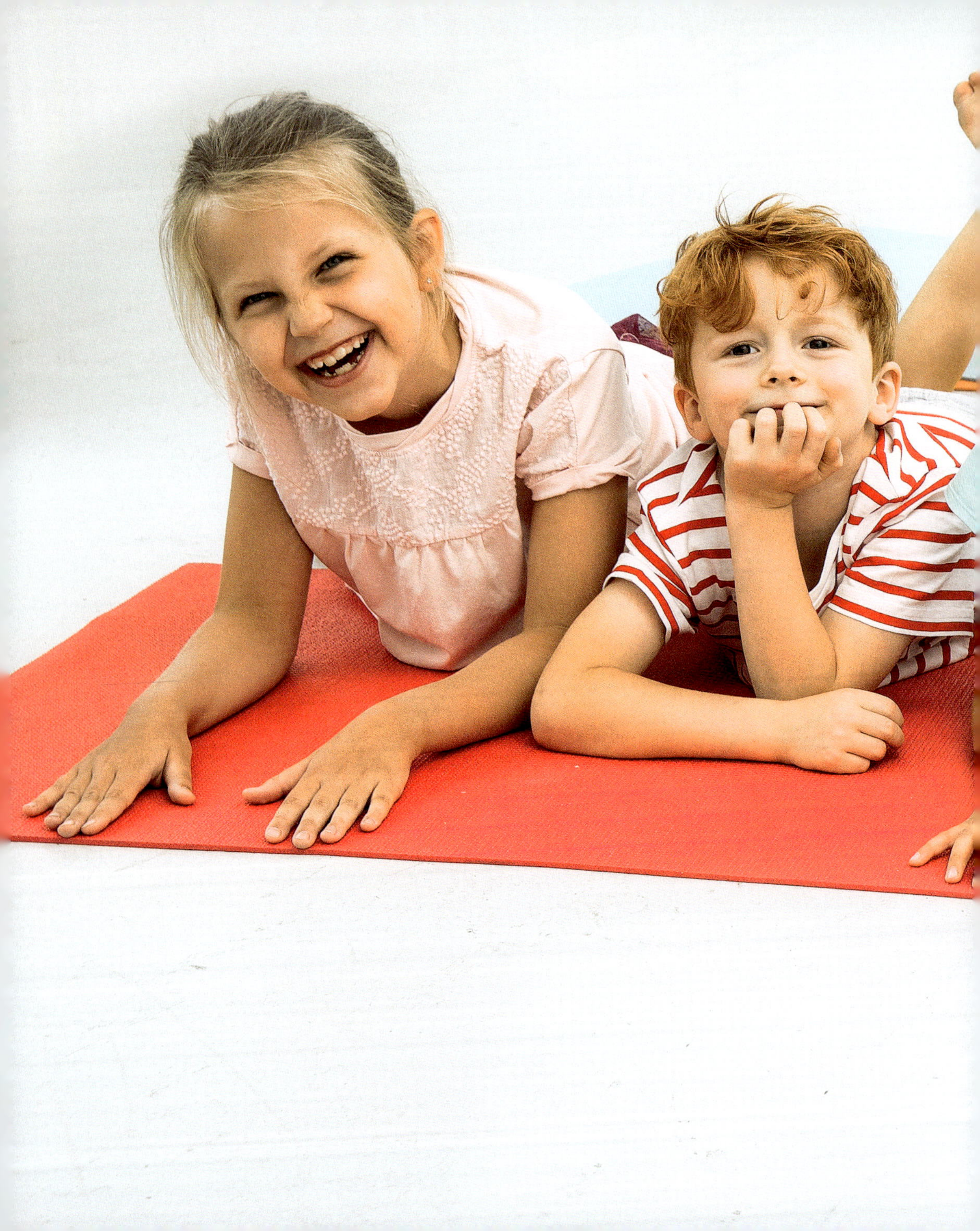

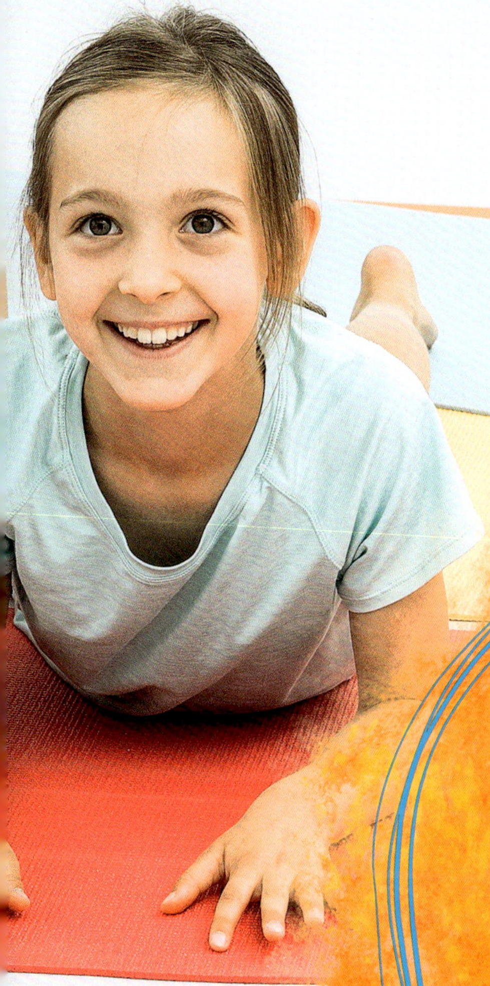

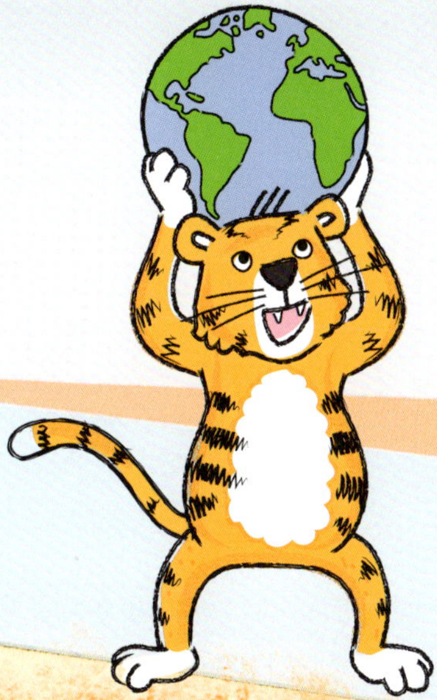

Eine Reise um die Welt

Auf zu neuen Ufern

Ich lag gerade gemütlich schaukelnd in der Hängematte in unserem Garten, als ich ein lautes Knattern hörte. Erstaunt sah ich einen **Hubschrauber** auf unser Haus zufliegen. Aus dem Fenster winkte mir Tieschy zu mit einer schicken Fliegermütze auf dem Kopf **(siehe Yogaübung: Hubschrauber, Seite 116).** »Huhu, mein Freund, magst du mit mir eine Weltreise machen?«, rief er gut gelaunt. Das ließ ich mir nicht zweimal sagen und sprang auf. Kaum saß ich neben ihm, ging es auch schon los.

»Wo fliegen wir denn hin?«, schrie ich über den Hubschrauberlärm.
»Als Erstes nach Italien!«, antwortete Tieschy. »Zum **Schiefen Turm von Pizza**… äh, Pisa! Wir brauchen nämlich Reiseproviant! Und ich liebe Pizza.« **(siehe Yogaübung: Der Schiefe Turm von Pizza, Seite 118)**

Direkt beim Schiefen Turm von Pisa gab es einen Pizzabäcker, der mir ganz schnell meine Lieblingspizza machte. Er belegte sie mit Tomaten und Käse. Das nennt man dann Pizza Margherita. Dann hoben wir wieder ab und flogen über das Meer.

»Es geht nach Marokko!«, rief Tieschy mir zu. Nach der Landung wanderten wir über einen schönen Basar. Ein Basar ist so etwas wie ein Markt.

Es roch überall richtig gut nach Gewürzen und leckerem Essen – fast schade, dass ich schon die Pizza verdrückt hatte. Es gab schöne bestickte Kleider, Lampen, Schuhe und vieles mehr zu kaufen. Auf dem Marktplatz blieb ich stehen. Da war ein Schlangenbeschwörer bei der Arbeit. Eine **tanzwütige Kobra** räkelte sich zum Klang seiner Flöte (**siehe Yogaübung: Tanzwütige Kobra, Seite 120**).

»Puh«, Tieschy schüttelte sich. »Ich mag keine Schlangen. Lass uns weiterfliegen.« Im Norden von Afrika gibt es einen langen Fluss – den Nil. Dort findet man die **weltberühmten Nilkrokodile**. Ich wollte sie unbedingt sehen. Anders als die tanzwütigen Kobras bewegten sich die Krokodile gar nicht. Sie lagen still im Wasser und lauerten auf ihre Beute (**siehe Yogaübung: Weltberühmtes Nilkrokodil, Seite 122**).

Damit sie uns nicht schnappen konnten, flogen wir weiter. Unter uns sah ich die Wüste Sahara. Dort war eine Karawane unterwegs mit Kamelen. Die Kamele machten einen sehr zufriedenen Eindruck und sahen ein bisschen so aus, als würden sie grinsen. Mit so einem **grinsenden Kamel** als Haustier hätte man sicher immer gute Laune (**siehe Yogaübung: Grinsendes Kamel, Seite 124**).

»Sag mal, wollen wir in die Heimat des Yoga fliegen? Nach Indien?«, unterbrach mich Tieschy. Da war ich sofort einverstanden. Wir landeten mitten in einer riesigen Stadt voller Menschen, Autos, Fahrräder und sonstiger Fahrzeuge. Mir wurde ganz schwindelig von dem Verkehr. Aber komischerweise hielten alle Autos und Fahrräder sofort an, wenn eine Kuh sich auf die Straße verirrte – die liefen da einfach frei herum! »In Indien sind Kühe heilig«, erklärte mir Tieschy, als er meinen erstaunten

Blick sah. »Nicht nur, weil sie so hübsch aussehen mit ihren großen Augen, sondern weil die Inder glauben, dass Götter immer wieder in die Körper von Kühen schlüpfen.« Belustigt schaute ich einer **Kuh** zu, die zufrieden kauend am Straßenrand stand. Eine kleine **Katze** war auf ihren Rücken gesprungen und fauchte mit rundem Katzenbuckel die Leute an (**siehe Yogaübung: Kuh und Katze, Seite 126**).

»In Indien sind auch noch andere Tiere heilig, zum Beispiel Elefanten, Schildkröten, Löwen – und natürlich Tiger«, sagte Tieschy. »Da bilde ich mir aber nichts darauf ein.« Er streckte sich genüsslich. »Tiger können zwar gefährlich sein, aber ich bin mehr so ein **schnurrender Schmusetiger.« (siehe Yogaübung: Schnurrender Schmusetiger, Seite 128)**

Asien gefiel mir richtig gut. Es gab unglaublich viel zu entdecken, tolle Länder und traumhafte Strände. Wir landeten mit unserem Hubschrauber auf Bali, einer kleinen Insel im Indischen Ozean. Nachdem wir einige Zeit am Strand rumgelümmelt hatten, meinte Tieschy: »Wie wäre es mit einer kleinen Abkühlung? Lass uns **surfen** gehen!« Siehe da: Tieschy war ein richtig guter Surfer und ritt mit mir auf richtig großen Wellen (**siehe Yogaübung: Surfen, Seite 130**).

Der nächste Kontinent war gar nicht mehr weit weg: Australien. Hier leben Tiere, die man sonst nirgendwo auf der Welt findet, zum Beispiel die gemütlichen Koalas oder die kugelrunden Wombats. Vom Hubschrauber aus konnte ich ein Rudel superflinker **Kängurus** entdecken. Die haben vielleicht Power! (**siehe Yogaübung: Känguru, Seite 132**)

Weiter ging es nach Südamerika. Tieschy brachte uns in die Anden, ein großes Gebirge. Dort gab es **Flamingos** – große rosarote Vögel mit langen dünnen Beinen. Ich staunte: Sie standen fast alle auf einem Bein, ohne umzukippen. »Das ist für sie sogar weniger anstrengend, als auf beiden Beinen zu stehen«, erklärte mir Tieschy. »Sie können so sogar schlafen.« Puh, das wäre nichts für mich **(siehe Yogaübung: Einbeiniger Flamingo, Seite 134**).

Wir flogen weiter über die Anden; von hoch oben sahen wir Lamas und Alpakas und die faszinierende Ruinenstadt Machu Picchu. Sie ist schon über 500 Jahre alt. Nach einer kleinen Besichtigungstour gingen wir zu Fuß zu unserem nächsten Transportmittel, einem **Segelboot** **(siehe Yogaübung: Segelboot, Seite 136**). Damit segelten wir durch den Panamakanal. Das ist eine Wasserstraße, die durch ein kleines Land namens Panama führt. Panama verbindet Nord- und Südamerika miteinander. Der Panamakanal ist ein Durchgang, durch den Schiffe vom Atlantischen in den Pazifischen Ozean kommen können.

Allmählich war ich etwas k. o. »Da habe ich eine Idee«, sagte Tieschy fröhlich. »Wir besuchen in Panama meinen guten Freund, das **Zwergfaultier** Chilly. Wenn einer was vom Entspannen versteht, dann er.« **(siehe Yogaübung: Faultier, Seite 138)** Tatsächlich fanden wir Chilly hoch oben in einem Baum, wo er ganz entspannt kopfunter an einem Ast hing. »Kommt ruhig rauf«, rief er schläfrig. Tieschy legte sich gemütlich auf einen langen Ast und ich lehnte mich entspannt in einer Astgabel zurück. Gemeinsam mit Chilly ließen wir die tolle Reise ausklingen und sagten ein entspanntes OM.

Hubschrauber

Kati Chakrasana

- Du stehst aufrecht da, deine Füße stehen schulterbreit auseinander.
- Strecke deine Arme vor dir aus, die Handflächen zeigen zueinander.
- Drehe nun beim Ausatmen den Körper auf eine Seite und schwinge deine Arme, so weit es geht, nach hinten.
- Mit dem Einatmen komm wieder in die Mitte, zum nächsten Ausatmen geht es auf die andere Seite.
- Damit der Hubschrauber auch abheben kann, versuche das abwechselnd 5-mal zu jeder Seite zu machen.

Hast du schon mal von Kolibris gehört? Diese Vögel und Hubschrauber sind sich gar nicht unähnlich, denn die Kolibris können in der Luft stehen und kurze Strecken sogar rückwärts fliegen. Das kann kein anderer Vogel auf der Welt. Der kleinste Kolibri wiegt übrigens nur 2 Gramm.

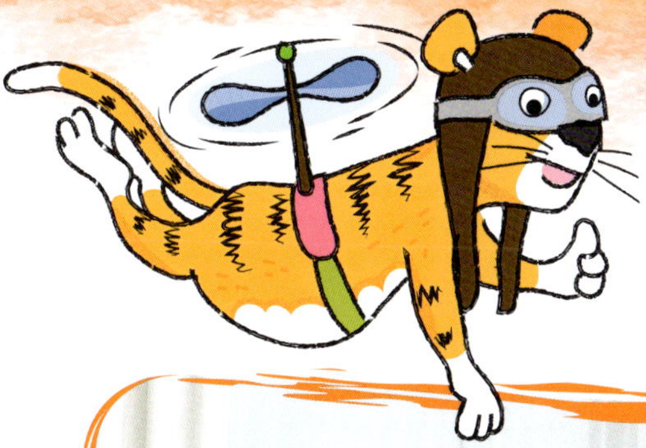

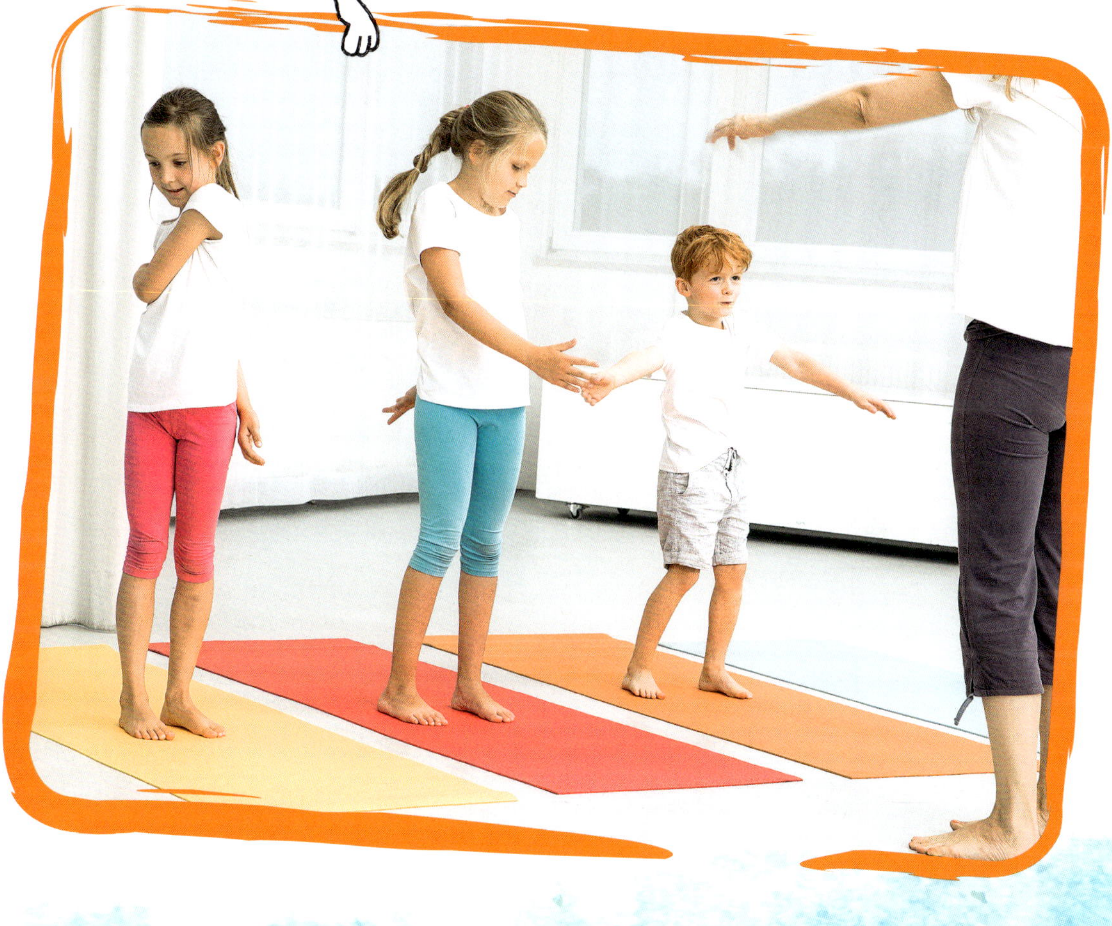

Der Schiefe Turm von Pizza

Upavistha Konasana

- Setze dich aufrecht hin und grätsche deine Beine, so weit du kannst.
- Dann lass den Oberkörper gerade nach vorn sinken. Wie weit kommst du?
- Deine Hände legst du zwischen die Beine.
- Nach ein paar Atemzügen kannst du dich wieder aufrichten.

Magst du Pizza? Damit bist du nicht alleine. Jeder zweite Mensch in Deutschland sagt, dass das sein Lieblingsessen ist. Mehr als die Hälfte isst am liebsten die Pizza auf der Couch ohne Besteck. Wo isst du sie am liebsten?

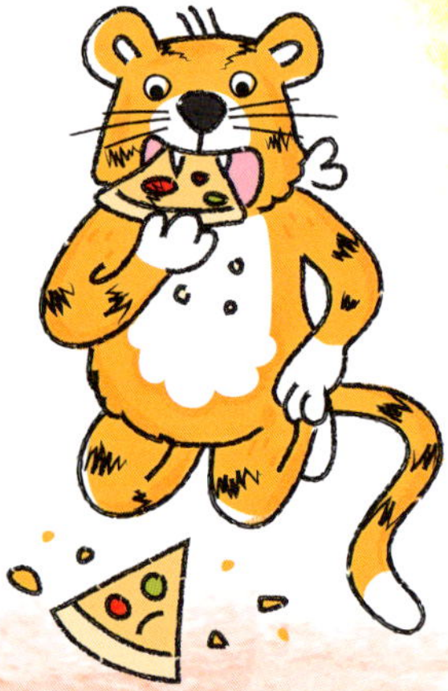

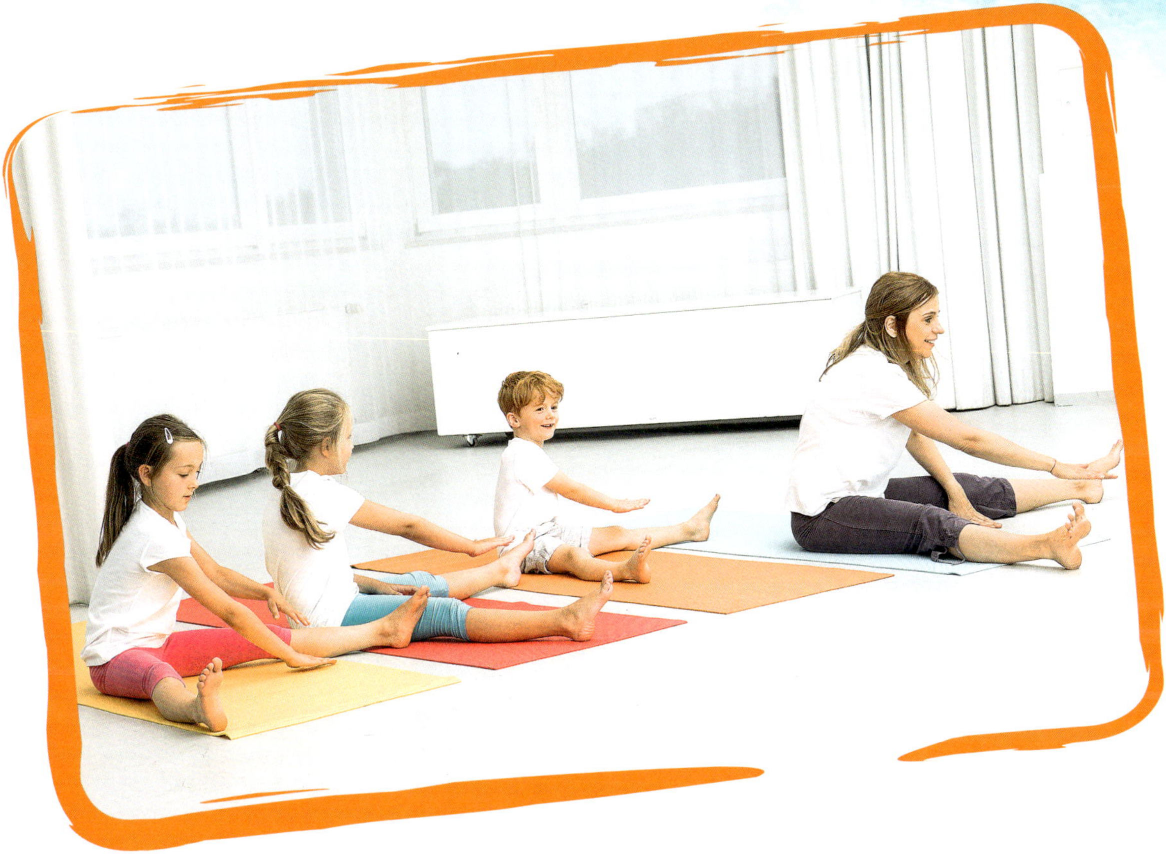

Tanzwütige Kobra

Bhujangasana

- Du liegst auf deinem Bauch, deine Beine sind geschlossen.
- Deine Hände liegen unter deinen Schultern, die Fingerspitzen zeigen nach vorne.
- Hebe jetzt den oberen Rücken und den Kopf nach oben.

Und jetzt laut zischen:
Zzzsscchhhh

Schlangen können bis zu zwei Jahre ohne Nahrung auskommen. Wahnsinn, oder? Das würde ich nie schaffen. Es gibt Schlangen in allen Farben und Größen. Die kleinste Schlange der Welt ist so dünn wie ein Spaghetti und nur 10 cm lang, die größte kann dafür 10 Meter lang werden.

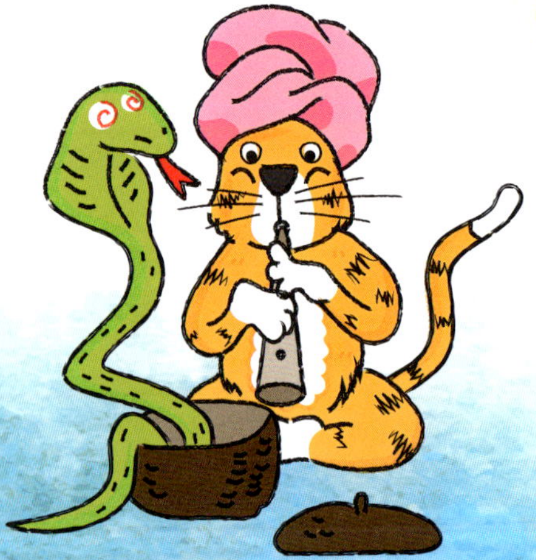

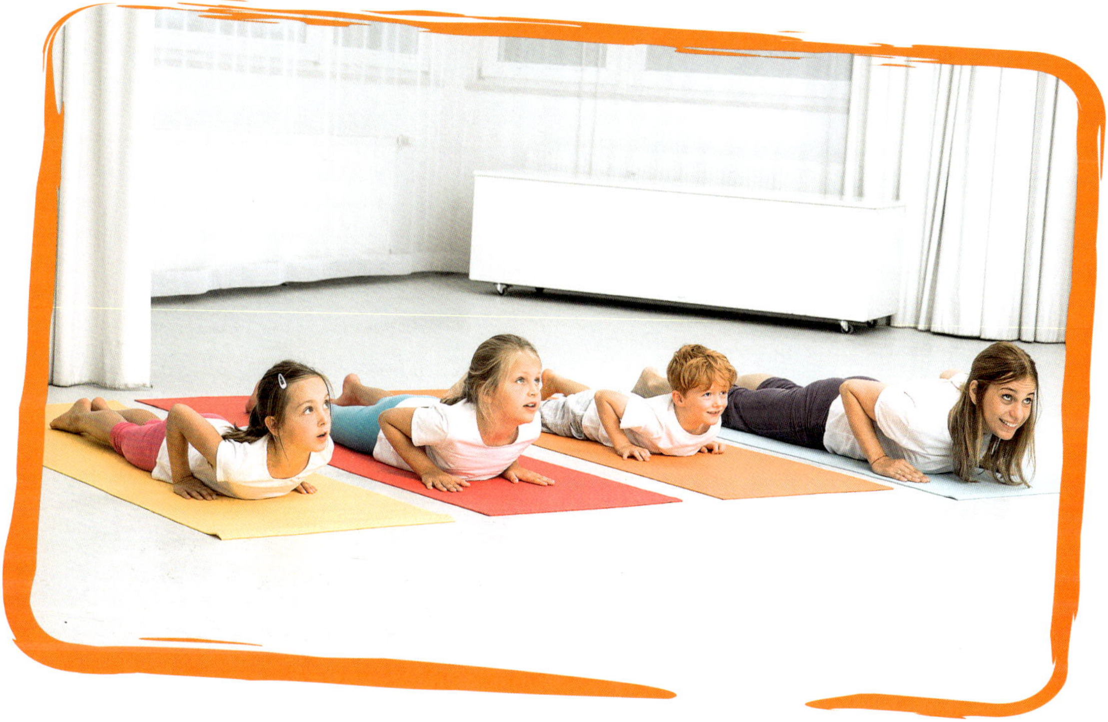

Weltberühmtes Nilkrokodil

Jathara Parivartanasana

- Du liegst auf dem Rücken und winkelst deine Beine an.
- Kippe jetzt beide Beine zu einer Seite.
- Deinen Kopf drehst du zur anderen Seite.
- Die Arme liegen seitlich ausgestreckt auf dem Boden.
- Halte die Übung für ein paar Atemzüge, dann wechselst du die Seite.

So ein Krokodil ist ein geduldiger Jäger. Als Lauerjäger warten Krokodile oft stunden-, manchmal sogar tagelang im Wasser, bis sich eine geeignete Fressgelegenheit ergibt, dabei gucken nur Augen und Nasenlöcher raus. Die Schuppen von Krokodilen werden immer dicker, je älter sie werden. Alte Krokodile kann daher keiner mehr angreifen, weil sie so einen dicken Panzer haben.

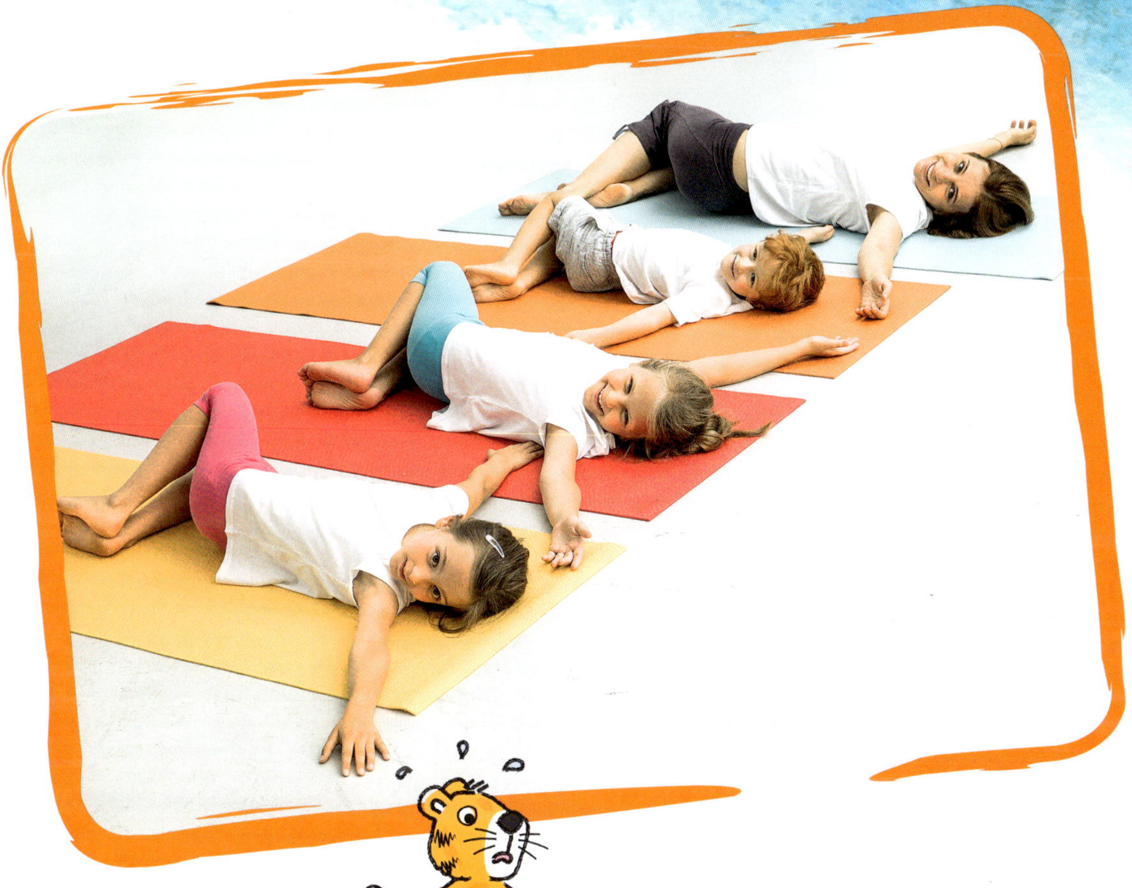

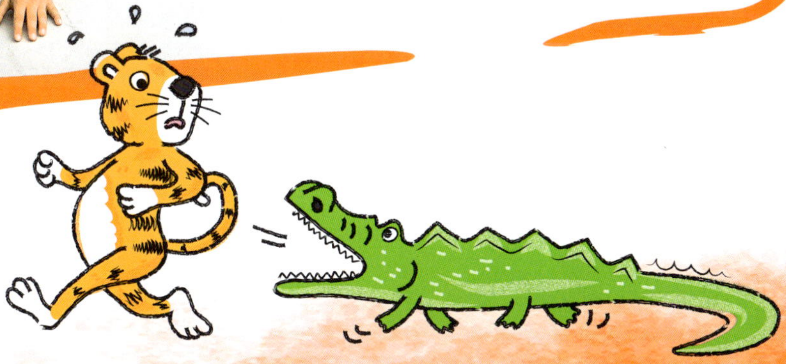

Grinsendes Kamel

Ustrasana

- Du kniest dich mit aufrechtem Oberkörper hin, die Knie sind hüftbreit auseinander.
- Deine Hände legst du knapp oberhalb des Pos auf den Rücken.
- Nun bringst du die Schultern nach hinten. Den Po schiebst du nach vorne.
- Lasse dann auch den Kopf so weit wie möglich nach hinten fallen – dabei fängst du fast von selbst an zu grinsen wie ein Kamel! Kommst du mit den Händen an die Fersen?

Kamele sind richtige Schlitzohren, ähm Schlitznasen. Bei einem Sandsturm können sie nämlich ihre Schlitznasen schließen, damit keine Sandkörnchen reinkommen. Außerdem tragen Kamele so was wie einen Wasserspeicher mit sich herum. Sie können nämlich in 15 Minuten 200 Liter Wasser trinken (ja, zweihundert!!!) und dieses Wasser in ihrem Magensystem so lange einlagern, bis sie es wirklich benötigen. Toll!

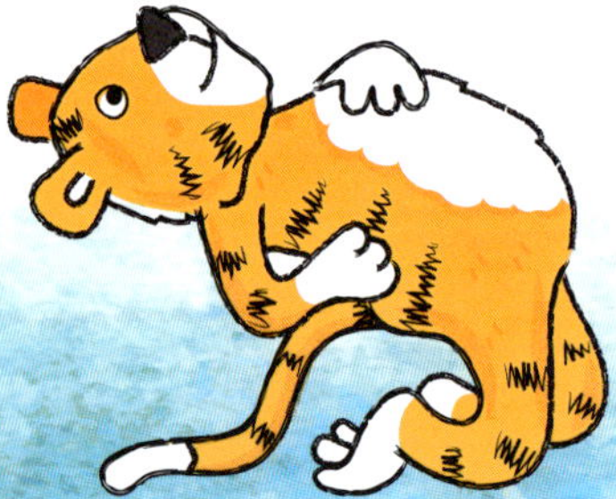

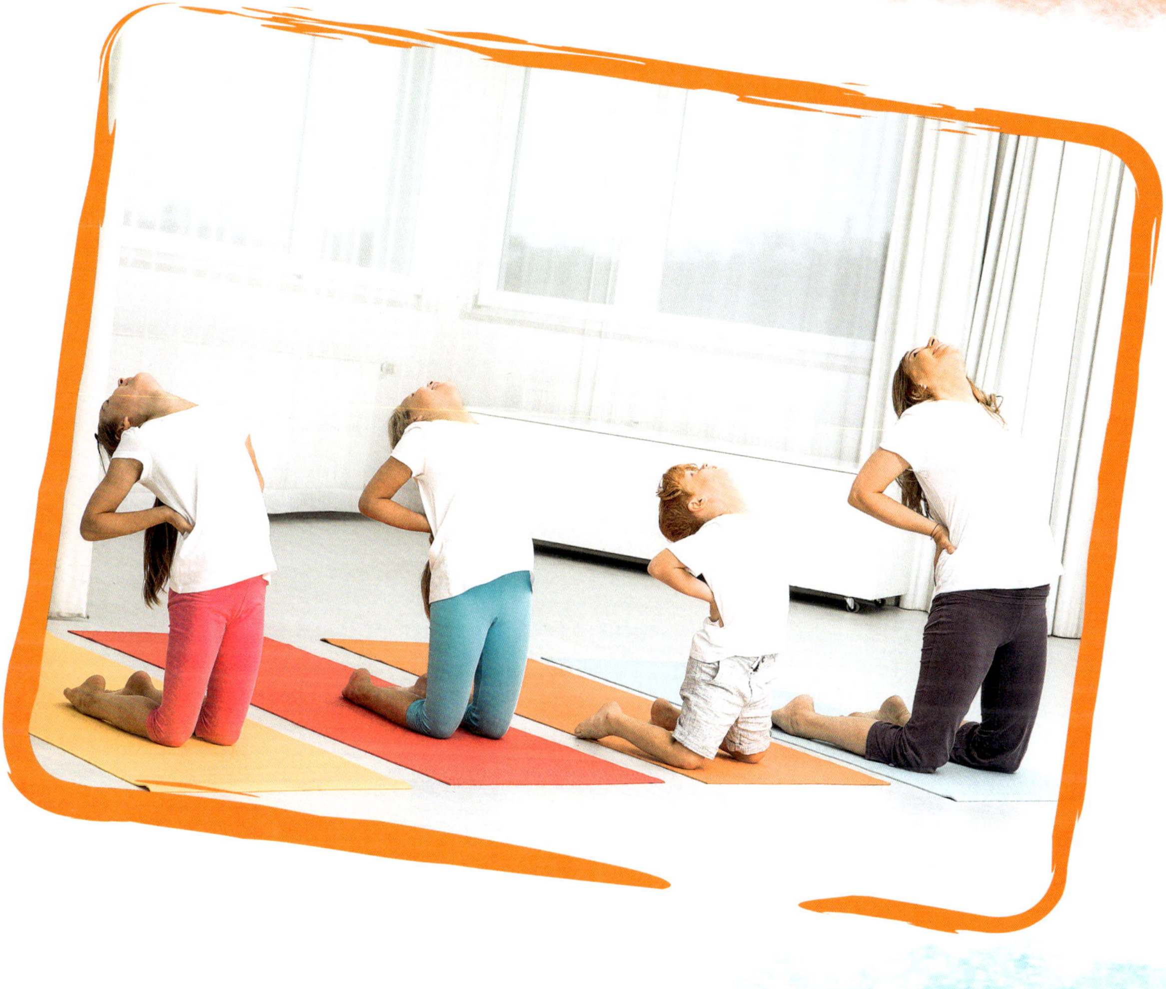

Kuh und Katze

Bitilasana/Majariasana

- Geh auf die Knie und dann auf alle viere. Die Knie sind unter der Hüfte, die Hände unter den Schultern.
- Dann ziehst du deinen Bauchnabel ein und deinen Rücken nach oben wie eine Katze, die gerade einen Buckel macht. »Miau« sagen nicht vergessen!
- Danach senkst du deinen Bauch Richtung Boden und hebst deinen Kopf, sodass der Blick nach vorne geht, wie eine Kuh. Auch hier »Muh« sagen nicht vergessen!
- Wechsle einige Male zwischen der Katze- und Kuh-Stellung.

Katzen landen, wenn sie irgendwo runterfallen, immer auf den Pfoten, weil sie einen prima Gleichgewichtssinn haben und einen sehr biegsamen Rücken. Kühe sind ja so lieb! In Herden bilden sie enge Freundschaften und können mindestens 50 andere Kühe erkennen – da täte ich mich ja schon schwer. Außerdem sind sie superentspannt. Eine Kuh legt sich deshalb fünf- bis zehnmal Mal am Tag hin und verbringt bis zu 12 Stunden mit Entspannen. Die restlichen 12 Stunden verbringt sie mit Grasen.

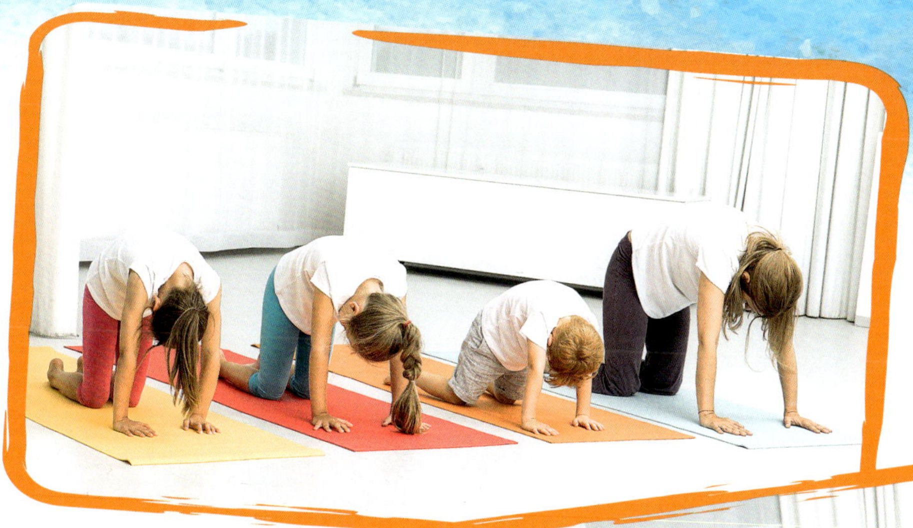

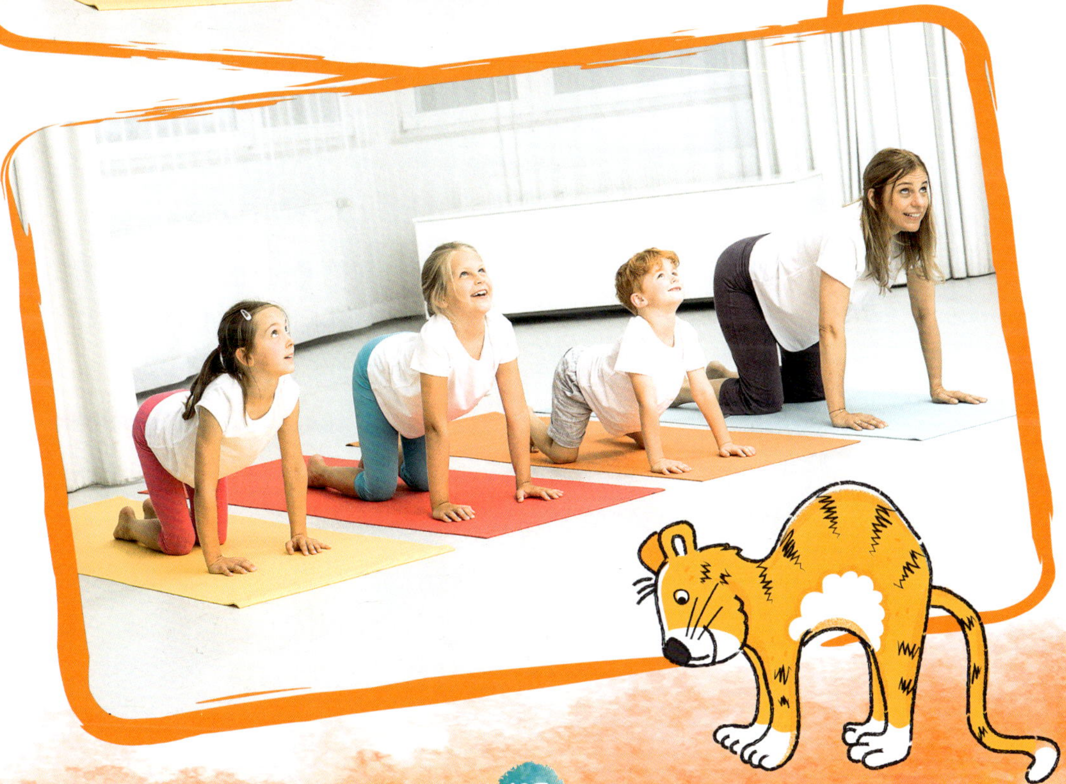

Schnurrender Schmusetiger

Dandayamana Bharmanasana

- Geh wieder auf alle viere. Deine Hände sind genau unter deinen Schultern und deine Knie genau unter deiner Hüfte.
- Strecke nun dein rechtes Bein aus und deinen linken Arm. Das könnte wackelig sein, aber versuche, die Übung zu halten.
- Danach mach dasselbe auf der anderen Seite: linken Fuß und rechten Arm ausstrecken.

Tiger und Löwen können miteinander Babys kriegen. Jetzt wird's kompliziert: Wenn ein Tigerweibchen mit einem Löwenmännchen ein Baby bekommt, ist das ein Liger. Wenn aber ein Löwenweibchen mit einem Tigermännchen ein Baby bekommt, nennt man das Töwe. Solche Liger und Töwen sieht man allerdings nie in der Natur, sondern nur im Zoo.

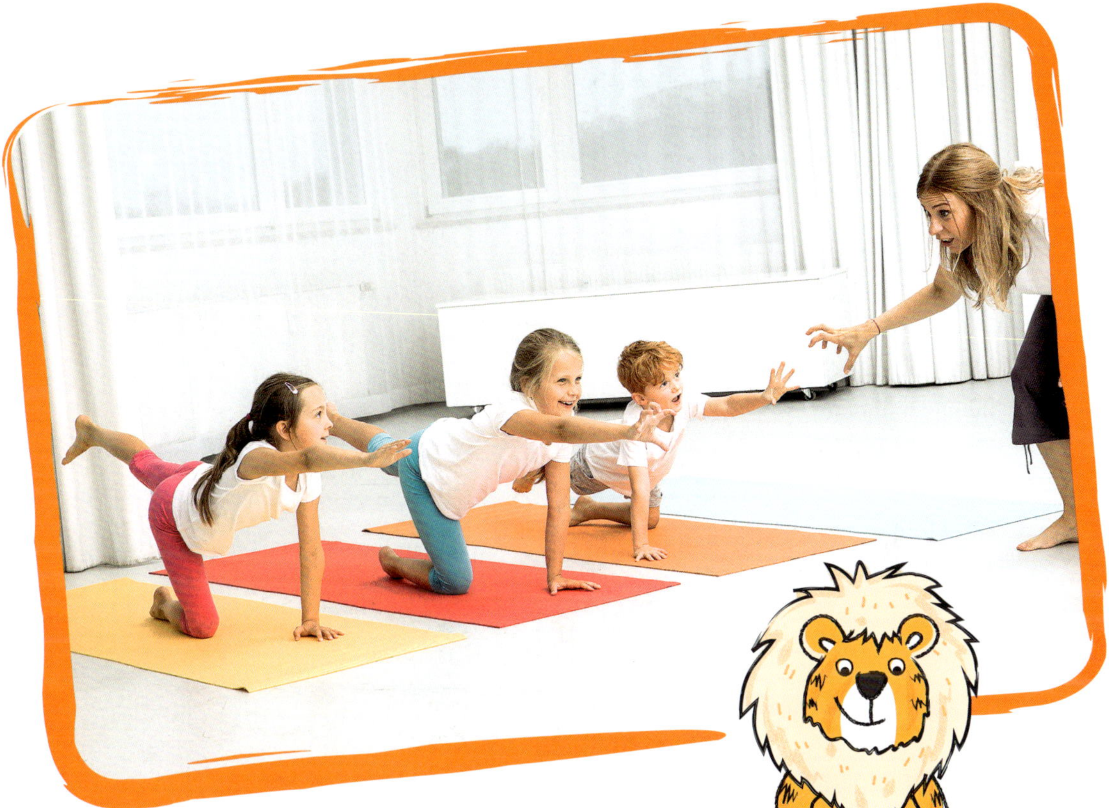

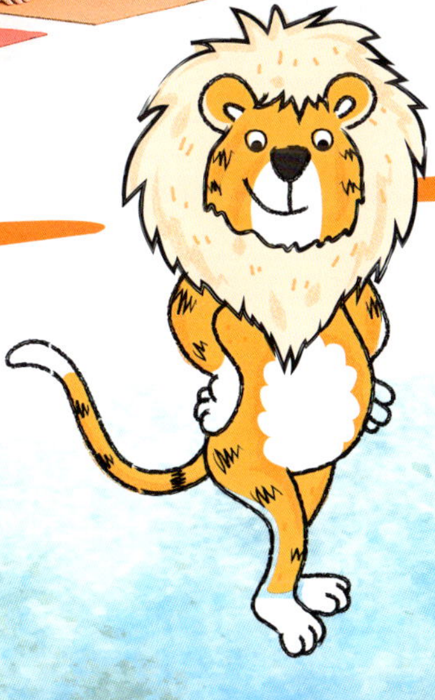

Surfen

Virabhandrasana 2

- Du stellst dich aufrecht hin, deine Beine sind gegrätscht.
- Deine Arme streckst du zur Seite aus, die Hände sind auf derselben Höhe wie die Schultern.
- Dann winkelst du ein Knie an und drehst den Fuß ein wenig zur Seite.
- Das andere Bein bleibt gerade und der Fuß bleibt stehen, wie er ist.
- Die Übung ein paar Atemzüge halten und dann die Seiten wechseln.

Beim Surfen denken viele erst mal an Sommer, Sonne, Strand, Meer, aber surfen auf einem Surfbrett kann man auch in einem kalten Bach. Zum Beispiel mitten in München, da fließt der Eisbach und der hat an einer bestimmten Stelle eine so starke Strömung, dass man dort auch surfen kann. Allerdings müssen die Surfer das ganz Jahr über Neoprenanzüge gegen die Kälte tragen, denn der Eisbach ist wirklich eisig kalt.

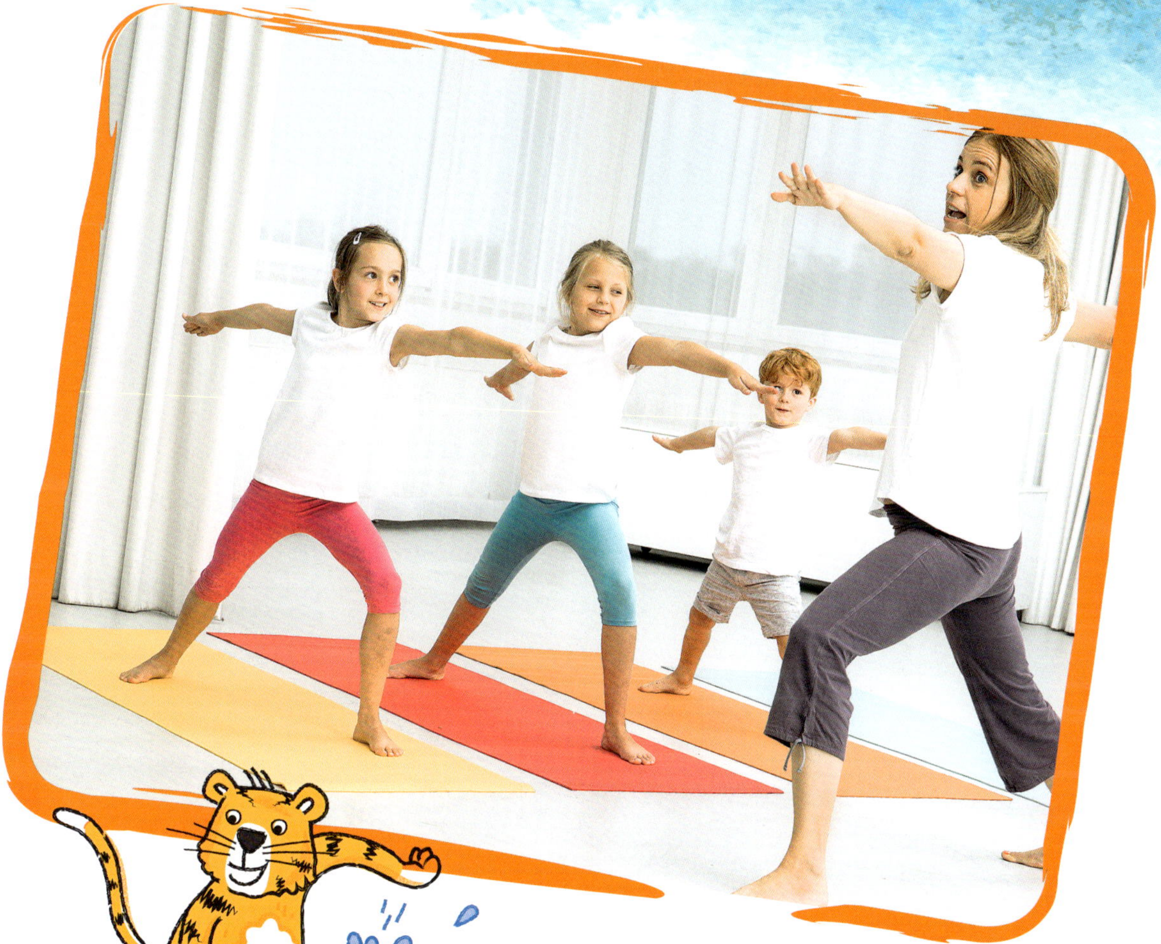
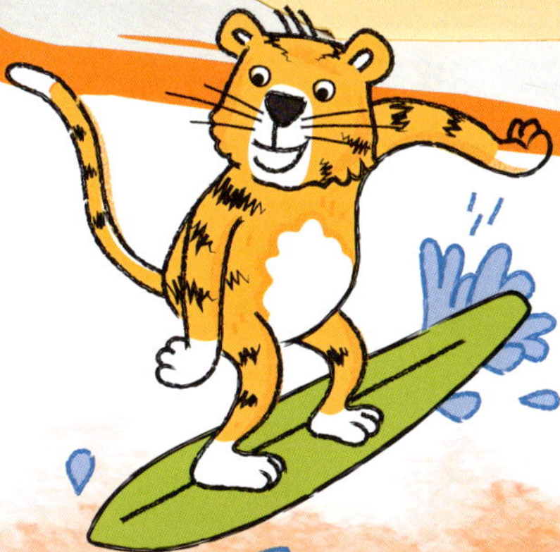

Känguru

Utkatasana

- Du stehst aufrecht da, deine Beine sind schulterbreit auseinander.
- Mit geradem Rücken gehst du dann in die Hocke. Stell dir vor, hinter dir steht ein Stuhl, auf den du dich setzen willst.
- Und nun Pfoten nach oben wie bei einem Känguru! Und jetzt hochhüpfen!

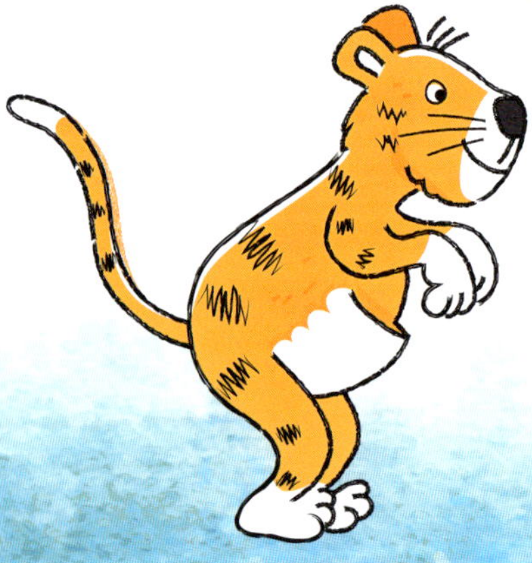

Das Rote Riesenkänguru kann 12 Meter hoch springen und 55 Kilometer in der Stunde laufen, etwas schneller, als die Autos in der Stadt fahren dürfen. Es ist in etwa so groß wie ein ausgewachsener Mensch. Es gibt aber noch 54 andere Känguruarten und manche sind ausgewachsen so klein wie Häschen.

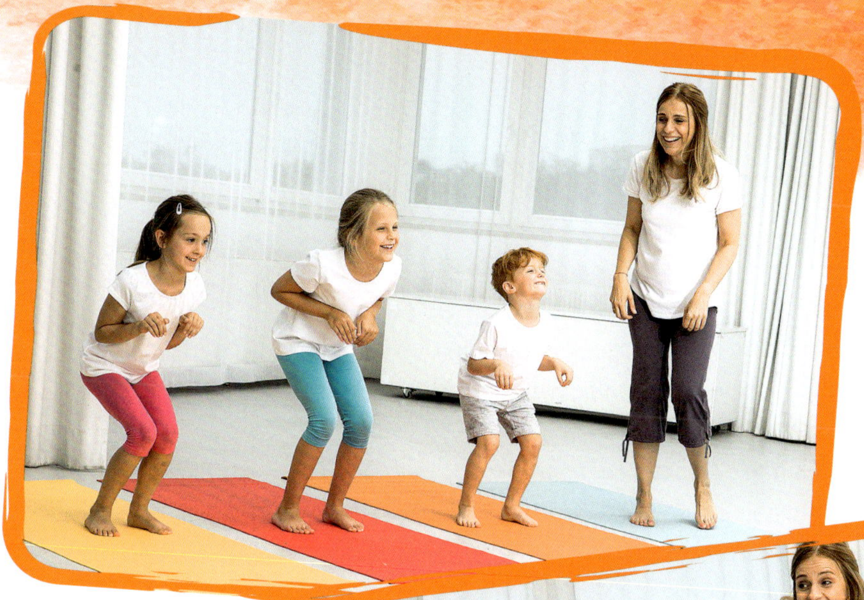

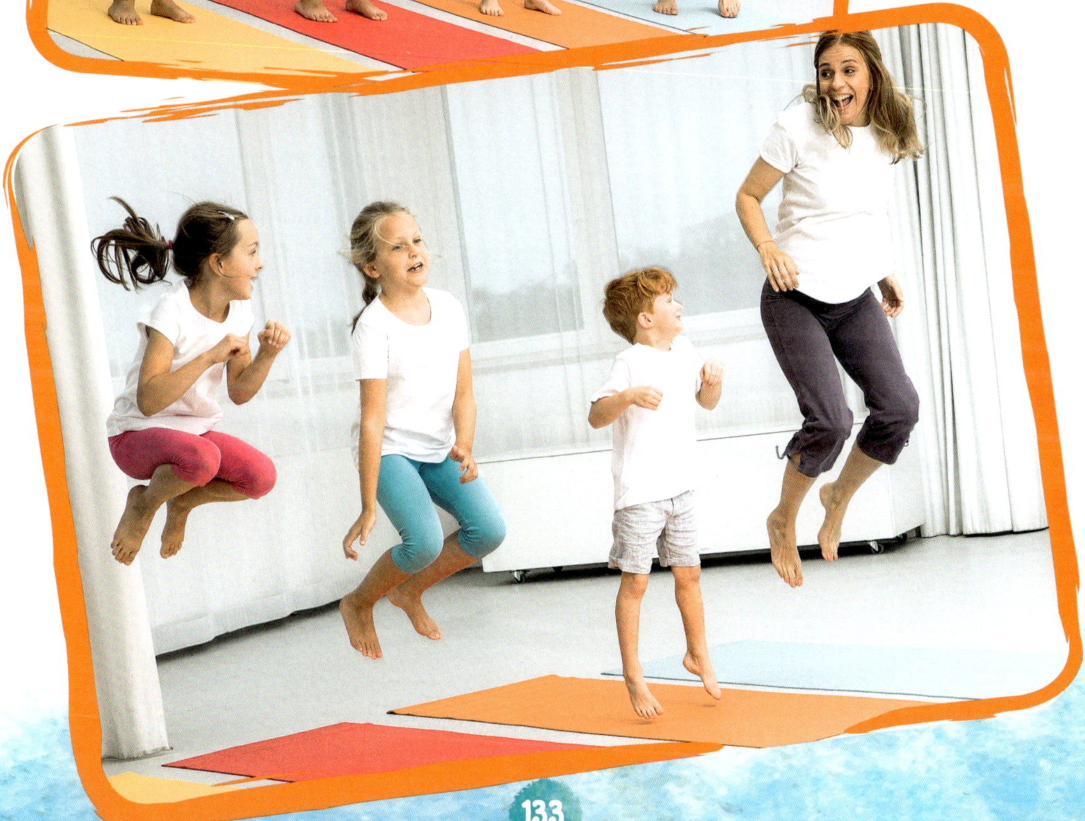

Flamingo

Garudasana

- Du stehst aufrecht da und verlagerst dann dein Gewicht auf dein linkes Bein.
- Das rechte windest du um das linke Bein herum. Am besten hakst du deine Zehen um den anderen Unterschenkel.
- Versuche leicht in die Hocke zu gehen.
- Danach legst du den linken Ellbogen in die rechte Ellbogenbeuge.
- Versuche nun, die Handflächen zusammenzubringen.
- Prima, und jetzt fliegen nicht vergessen. Scherz ☺

Weißt du, warum Flamingos so rosa sind? Das liegt an ihrem Futter! Bestimmte Algen und Krebse, die sie fressen, enthalten einen Farbstoff, der ihr Gefieder rosa färbt. Sie kommen mit einem weiß-grauen Gefieder zur Welt.

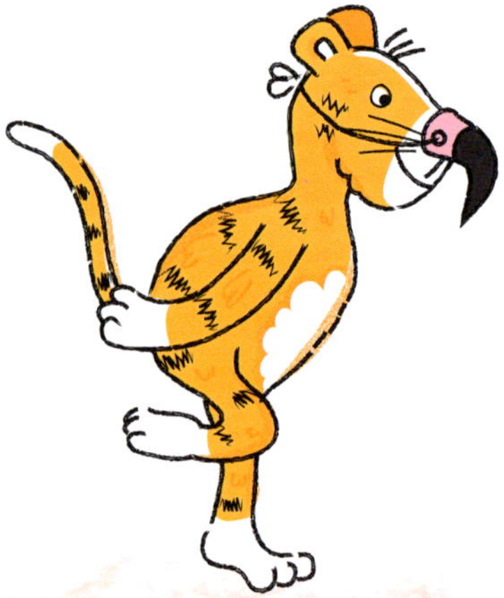

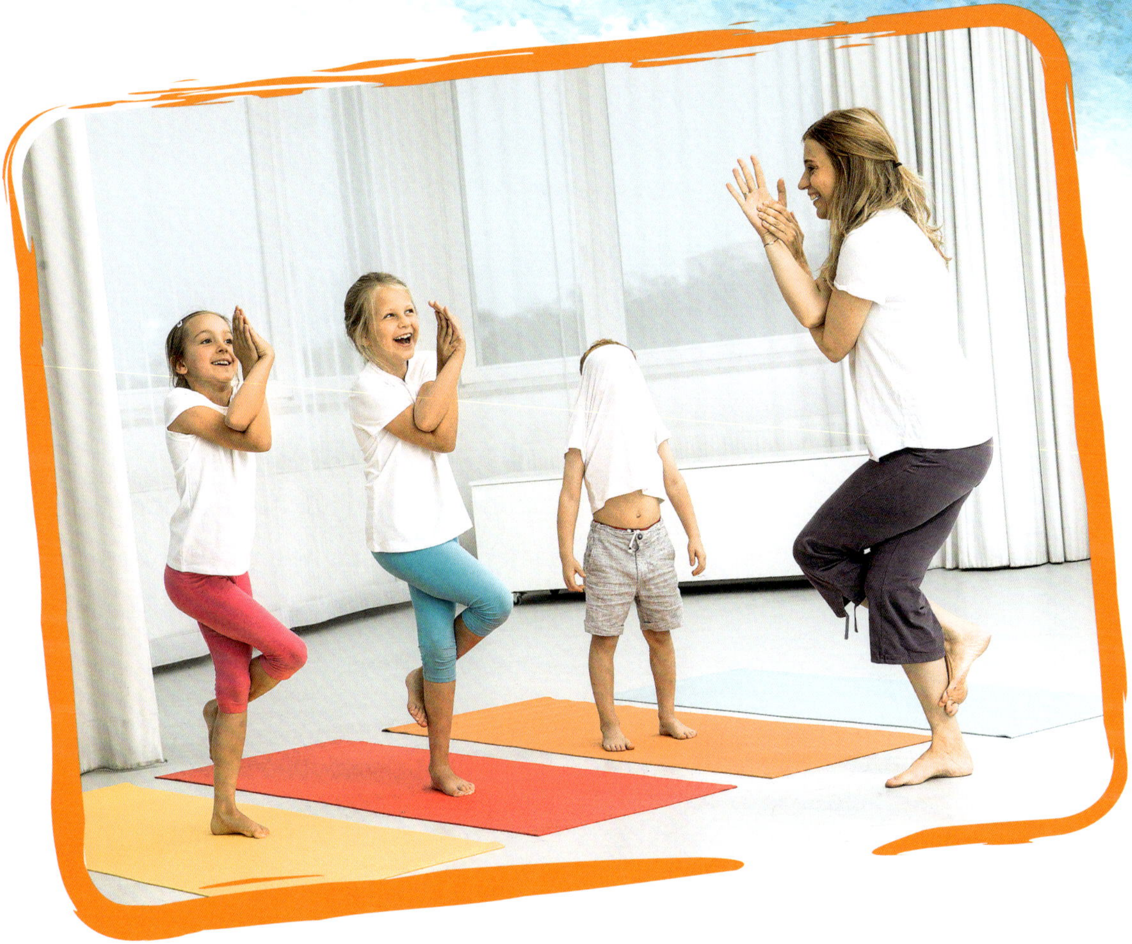

Segelboot

Utthita trikonasana

- Stell dich aufrecht hin und bringe deine Beine weit auseinander.
- Strecke nun deine Arme zur Seite aus.
- Nun beuge deinen Oberkörper zur Seite. Deine Arme sind durchgestreckt.
- Der eine Arm guckt Richtung Himmel, das ist der Mast. Mit dem anderen kannst du entweder dein Schienbein berühren oder den Boden.
- Jetzt siehst du aus wie ein Dreieck. Kannst du zu der Hand gucken, die nach oben geht?
- Halte die Übung ein bisschen und dann mache sie auf der anderen Seite.

Mit einem Segelboot über die Weltmeere zu schippern ist nicht einfach. Noch komplizierter war es aber, bevor der Kompass erfunden wurde. Die Seeleute hatten aber einen Trick, wenn sie nicht mehr wussten, wie es weiterging. Dazu nahmen sie Krähen mit aufs Schiff. Wenn man Krähen auf dem offenen Meer freilässt, fliegen diese immer zum nächsten Land und zeigen so der Besatzung, wo's langgeht.

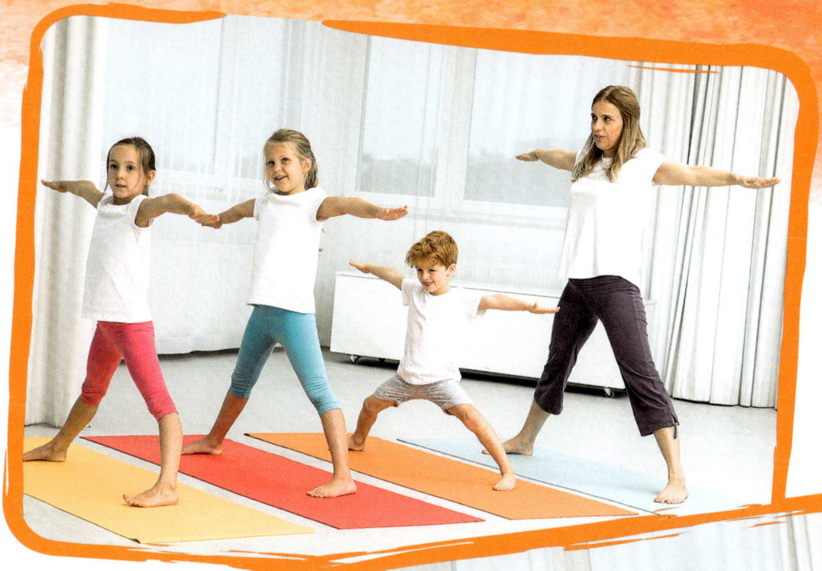

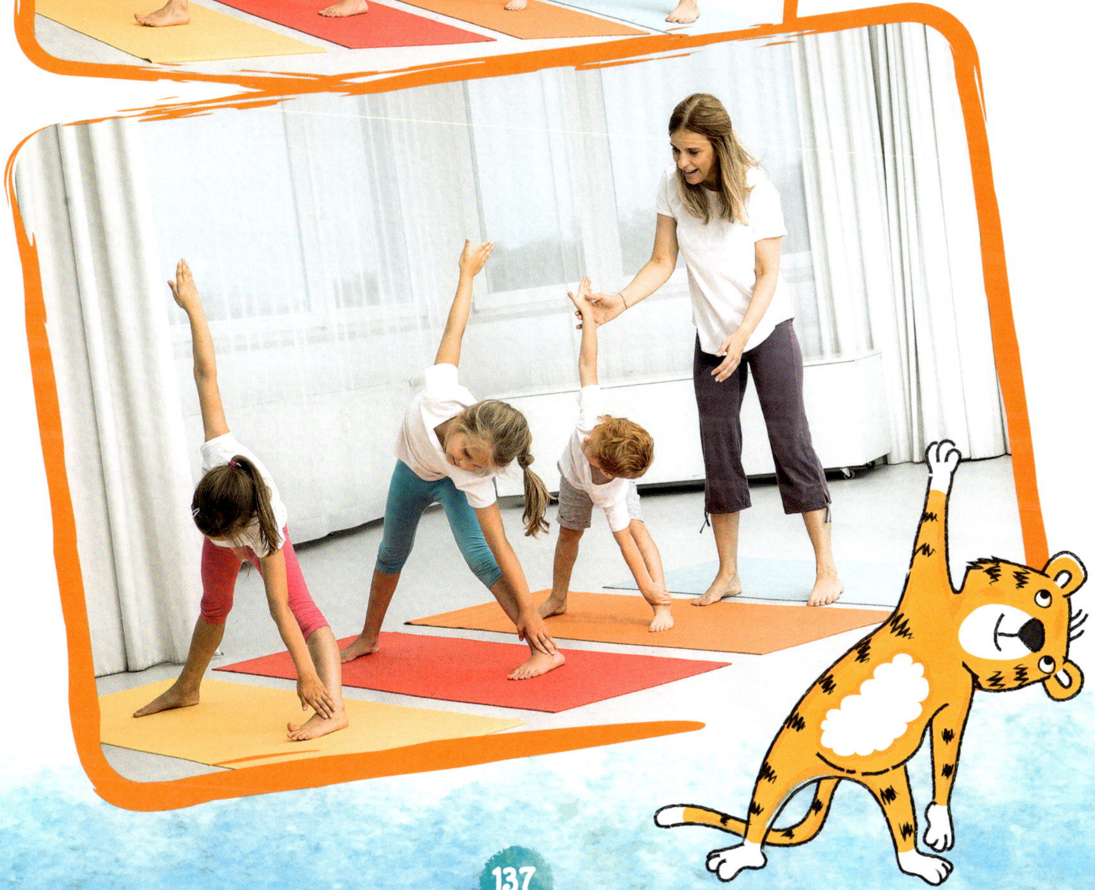

Faultier

Ananda Balasana

- Du liegst flach auf dem Boden.
- Dann winkelst du deine Beine an und umfasst deine Füße von außen. Das heißt, du windest die Arme von innen nach außen um deine Unterschenkel.
- Wie ein glückliches Baby oder Faultier schaukelst du nun hin und her und massierst damit deinen Rücken.

Forscher haben Skelette gefunden, die zeigen, dass Faultiere vor vielen, vielen Tausend Jahren die Größe von Elefanten hatten und aufrecht liefen. Und jetzt wird's ein bisschen ekelig: Im Fell von Faultieren wachsen Algen, damit tarnen sie sich – aber manchmal müssen diese Algen auch als leckerer Snack zwischendurch herhalten.

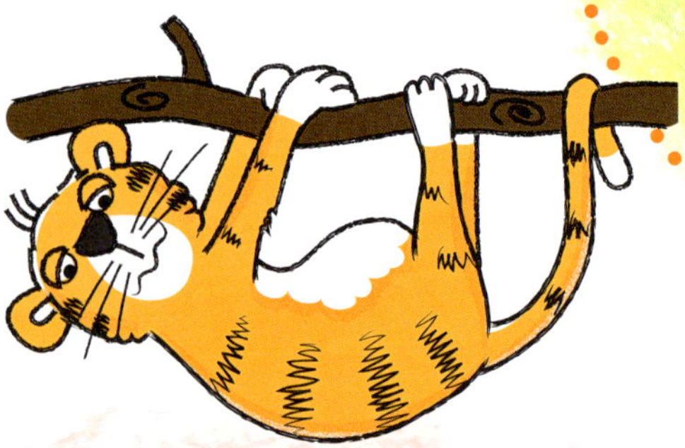

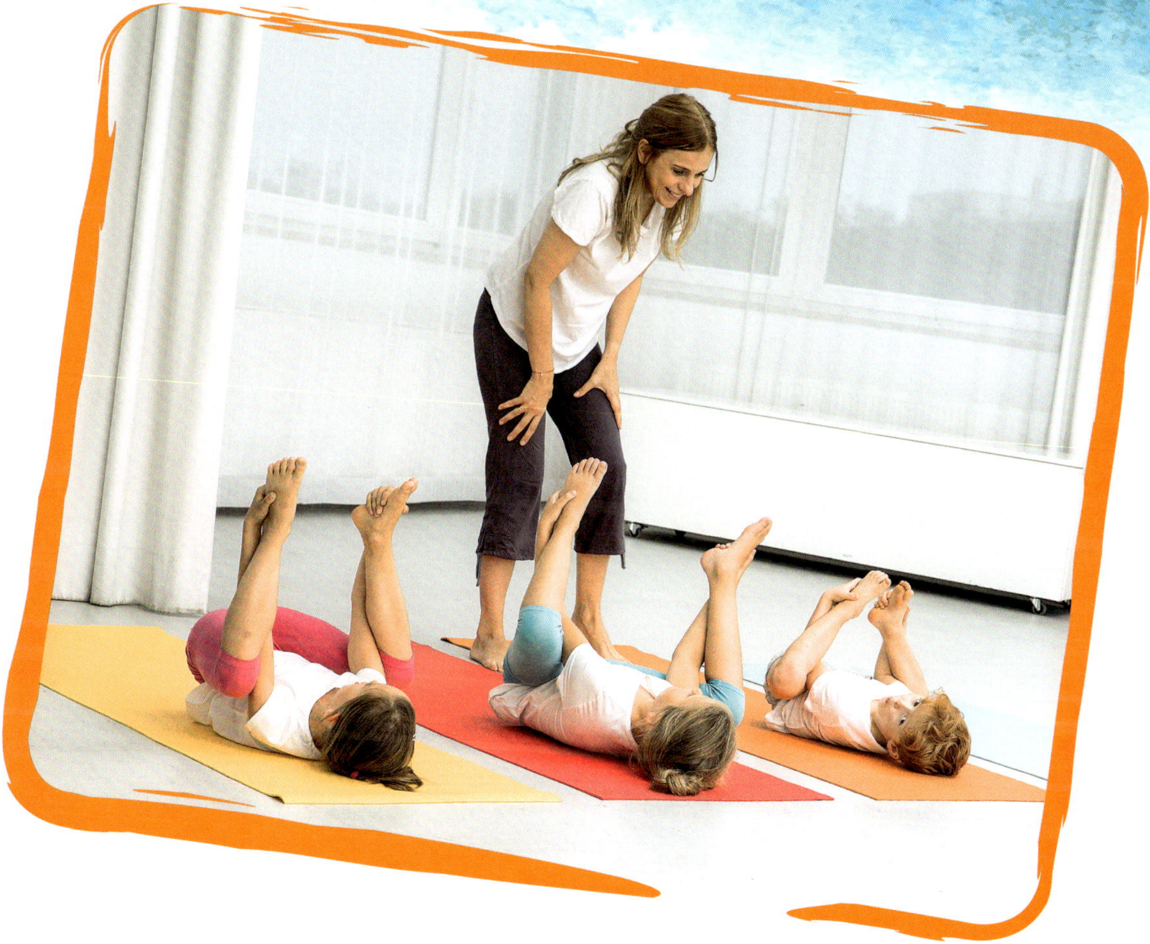

Eine Reise um die Welt

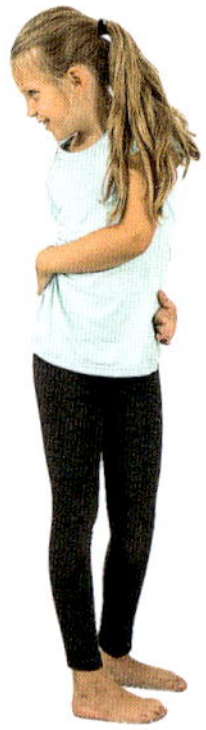

Hubschrauber, S. 116

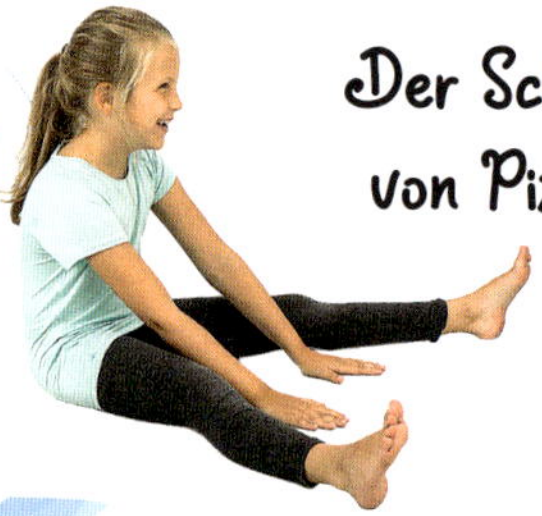

Der Schiefe Turm von Pizza, S. 118

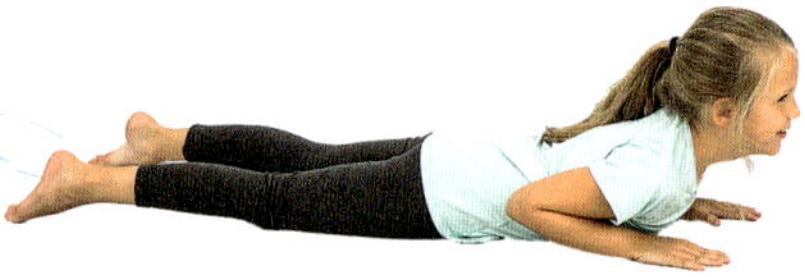

Tanzwütige Kobra, S. 120

Weltberühmtes Nilkrokodil, S. 122

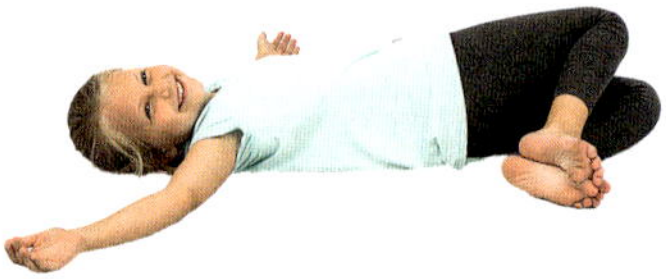

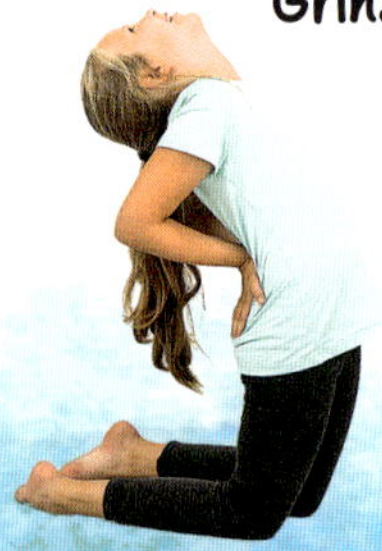

Grinsendes Kamel, S. 124

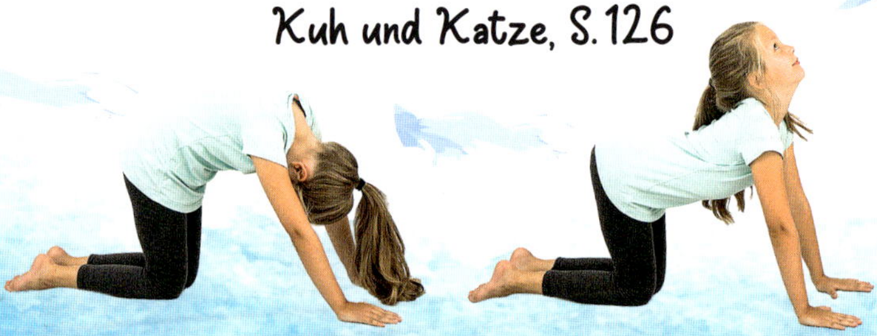

Kuh und Katze, S. 126

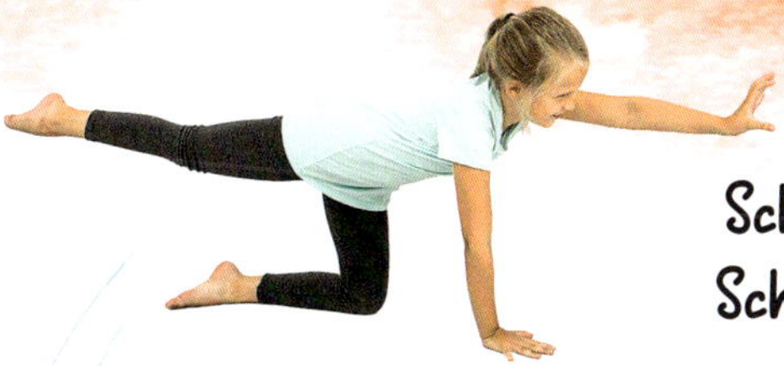

Schnurrender Schmusetiger, S. 128

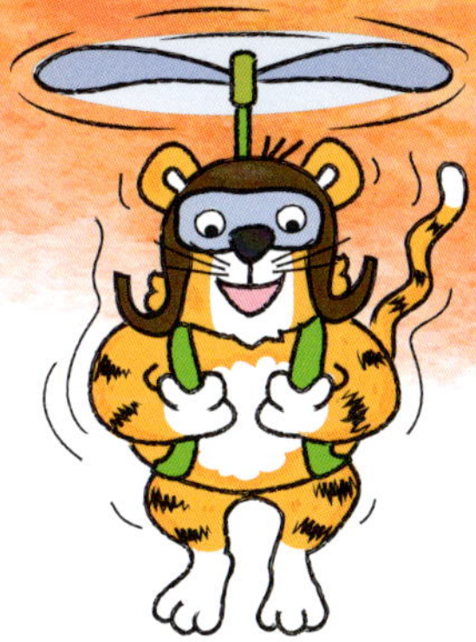

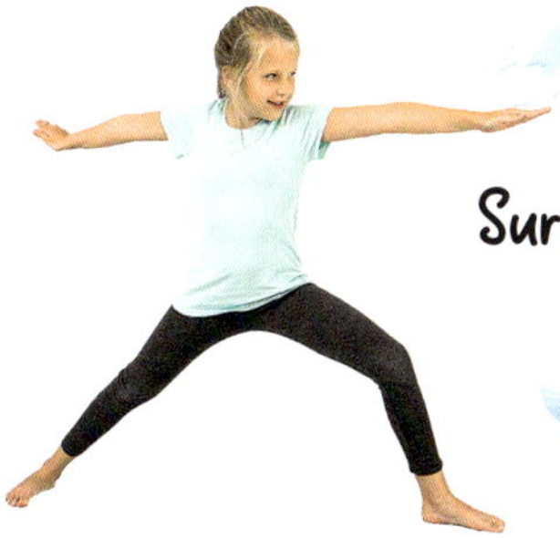

Surfen, S. 130

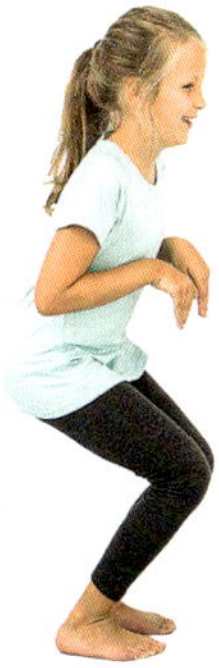

Känguru, S. 132

Segelboot, S. 136

Flamingo, S. 134

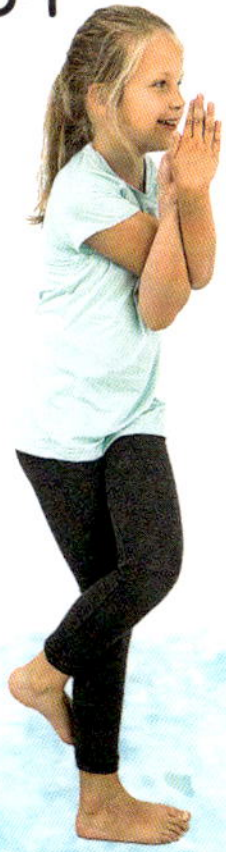

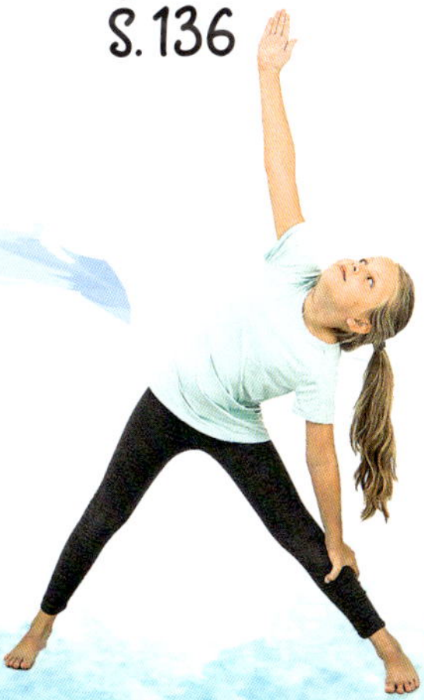

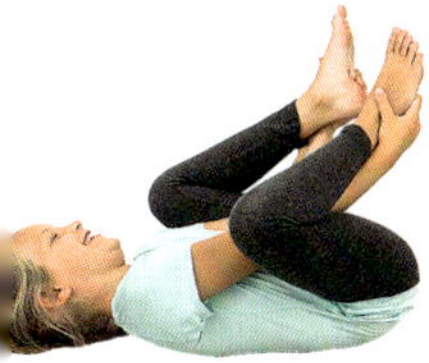

Faultier, S. 138

Fantasiereise: Mit Patañjali auf einem Elefanten durch Indien

Du sitzt entspannt im Schneidersitz am Fuß des Himalaya, des höchsten Gebirges der Welt in Indien. Um dich herum ist eine saftig grüne Berglandschaft. Die Luft ist frisch und angenehm kühl. Du atmest tief ein und wieder aus. Vor dir fließt ein Fluss, du lauschst seinem Rauschen. Es hört sich an, als möchte er dir eine Geschichte erzählen. Es ist ein ganz besonderer Fluss – der Ganges. Für die Inder ist er heilig.

Da setzt sich ein freundlicher Mann neben dich: »Hallo! Ich bin Patañjali.« Den Namen hast du schon mal gehört: »Bist du nicht dieser ›Papa Schlumpf‹ des Yoga?« Da muss Patañjali lachen: »Ja, so in der Art, aber heute bin ich dein Reiseleiter. Ich zeige dir Indien.« Gemeinsam geht ihr zu einem prächtig geschmückten Elefanten. »Das ist Ajeet, mein treuer Gefährte,« sagt Patañjali, »er sieht vielleicht behäbig aus, bringt uns aber blitzschnell von einem Ort zum nächsten.« Ajeet begrüßt dich, indem er dir seinen Rüssel an die Wange drückt. Das kitzelt lustig. Du kletterst auf seinen Rücken und Patañjali sagt: »Schließe nun die Augen und stelle dir mit all deinen Sinnen vor, an einem ganz anderen Ort zu sein.«

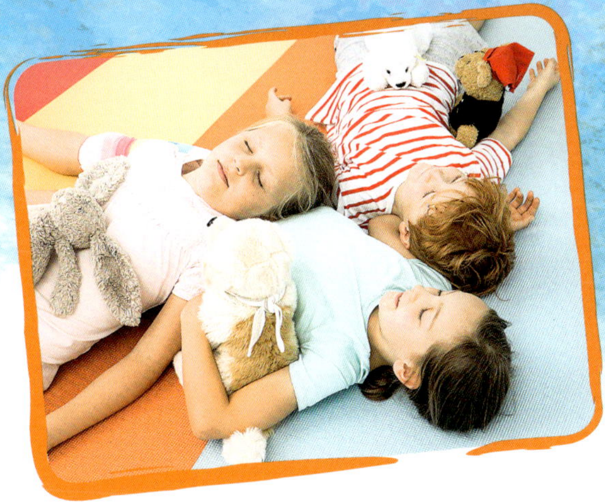

Als du die Augen wieder öffnest, bist du im Dschungel! »Wir sind in Kerala – im Süden Indiens«, erklärt dir Patañjali. Gemeinsam lauscht ihr dem lebhaften Gesang der Vögel und dem Geschrei der Affen. Hier ist die Luft feucht und warm. Nun geht die Reise weiter.
Du schließt deine Augen, und als du sie wieder öffnest, stehst du vor einem prächtigen Bauwerk. »Das ist das Tadsch Mahal, das bekannteste Bauwerk Indiens.« Lange Wasserbecken führen zu einem Gebäude, das aus prunkvollen Kuppeln und Türmen besteht und im Licht der Sonne hell erstrahlt. Ajeet trompetet vergnügt. Die Sonne fängt an zu sinken und du schließt deine Augen erneut. Als du sie wieder öffnest, bist du in einer beeindruckenden Felslandschaft, die von grünen Reisfeldern und Bananenplantagen umgeben ist. »Dieser Ort heißt Hampi. Hier soll es schönsten Sonnenuntergänge Indiens geben.« Du beobachtest, wie am Himmel Blau-, Gelb-, Rot- und Orangetöne langsam ineinanderfließen. Nachdem das Himmelsspektakel vorüber ist, blickst du in einen klaren Sternenhimmel. Patañjali sagt zu dir: »Wenn du in Zukunft wieder einen dieser Orte besuchen willst, schließe deine Augen und stell ihn dir mit all deinen Sinnen vor. Ajeet und ich freuen uns, dich bald hier wiederzusehen.«
Wenn du willst, kannst du noch ein bisschen hierbleiben. Danach kannst du dich räkeln und strecken und über die Seite langsam zum Sitzen kommen.

Bibliografische Information der Deutschen Nationalbibliothek
Die Deutsche Nationalbibliothek verzeichnet diese Publikation in der Deutschen Nationalbibliografie; detaillierte bibliografische Daten sind im Internet über http://dnb.d-nb.de abrufbar.

Programmplanung: Celestina Filbrandt
Projektmanagement: Anja Bippus
Redaktion: Julia Jochim
Bildredaktion: Christoph Frick

Umschlaggestaltung und Layout:
CYCLUS · Visuelle Kommunikation, Stuttgart

Bildnachweis:
Umschlagfoto und Bild S. 3: Simone Schneider, Stuttgart
Autorenfoto: Herbert Obele
Inhalt: Simone Schneider, Stuttgart
Zeichnungen: Grafikbüro Schaaf, Germersheim

1. Auflage 2020

www.trias-verlag.de

Printed in Germany

Satz und Repro: Fotosatz Buck, Kumhausen
Gesetzt in Adobe InDesign CS6
Druck: AZ Druck und Datentechnik GmbH, Kempten

Gedruckt auf chlorfrei gebleichtem Papier

ISBN 978-3-432-11134-6   1 2 3 4 5 6

Auch erhältlich als E-Book:
eISBN (ePub) 978-3-432-11135-3